HYORON ブックレット

# 超高齢社会における

# ドライマウスへの対応

—— いま，ドライマウスに
どう取り組むべきか——

〈編著〉
**斎藤一郎**

〈著〉

**阪井丘芳・豊福　明
中川洋一・中村誠司**

HYORON

JN250575

# はじめに

　全身的に乾燥感の愁訴を持つ受診者の増加傾向が指摘されている.

　従来, その代表的な疾患としてシェーグレン症候群（Sjögren Syndrome：SS）が知られており, その病態は外分泌腺に対する自己免疫応答により成立するが, このSSとは明らかに病因の異なる乾燥症状が注目されている理由として, ドライマウス外来の統計学的な解析でも, その多くがSSと診断されず, 大半の受診者がSS以外の乾燥症状を有しており, 症状は多岐に及ぶ傾向がある. このことより, 受診には至らないが潜在的な乾燥症状を自覚し, QOLの低下を来している症例は相当数存在すると推察される.

　現在の医学・歯学は臓器別や診療科別に細分化されていることから, 乾燥症状に対する横断的な医学情報の収集はきわめて困難であり, 本症に対する医療の実践には身体全体を視野に入れ, 「心の渇き」や思考に至るまでの広範囲な知識が不可欠であることから, 最新の知見の総合的な理解が求められている.

　加齢に伴う疾患, ホルモンバランスの変化, 口呼吸, パソコン・OA機器の繁用, ストレス, 食生活の変化など, さまざまな環境要因やさらには地球の温暖化を背景に, 身体から水分が減少し, ドライシンドロームの一症状として本症を生じることがあり, 特に現代社会では, 多くの人間が多様な心理的な問題に直面していることから, 職場での人間関係, 職務, 家庭や介護などによるストレスに起因する悩みや, さまざまな心的障害による外分泌腺の機能の低下から, 著しい乾燥感を招くケースも少なくない.

　さらに, 精神症状（意欲低下, 悲哀感, 自責感, 抑うつ気分など）を訴えることができずに, 仮面うつ病などに罹患している症例も増加の一途をたどり, 社会問題となっている. このような心の問題は自身をはじめ周囲の気づきも遅れがちなことや, 受診の機会を逃すことも多く, 生活の質の低下がストレスになることで, ネガティブな心の動きへと変化することが多い.

　このことから本症の対処法として, 近年, さまざまな社会心理学的アプローチも含めて注目を浴びており, その予防や早期発見, 専門家による対処, セルフケアの方法を歯科医療の一環として拡充させることは医療従事者の責務と考えている.

　本書は, ドライマウスに関連するさまざまな領域のエキスパートにより構成され, ドライマウス研究会設立から15年の成果の集大成と考えている. 本書で多くの方々がドライマウスの重要性を認識され, 本症に関する研究や取り組みが加速的に発展することを期待している.

2017年春

斎藤　一郎

# 目次

## IV　口腔乾燥症の歯科的対応
### —口腔乾燥に対してどのような歯科的対応が必要になるのか—

# 執筆者一覧

(五十音順／＊は編者)

＊**斎藤 一郎**（さいとう いちろう）

〒230-8501　神奈川県横浜市鶴見区鶴見2-1-3
鶴見大学歯学部 病理学講座 教授／ドライマウス研究会 代表

**阪井 丘芳**（さかい たかよし）

〒565-0871　大阪府吹田市山田丘1-8
大阪大学大学院歯学研究科 顎口腔機能治療学教室 教授

**豊福　明**（とよふく あきら）

〒113-8549　東京都文京区湯島1-5-45
東京医科歯科大学（TMDU）大学院医歯学総合研究科 歯科心身医学分野 教授

**中川 洋一**（なかがわ よういち）

〒230-8501　神奈川県横浜市鶴見区鶴見2-1-3
鶴見大学歯学部附属病院 口腔機能診療科

**中村 誠司**（なかむら せいじ）

〒812-8582　福岡県福岡市東区馬出3-1-1
九州大学大学院歯学研究院 口腔顎顔面病態学講座 顎顔面腫瘍制御学分野 教授

# いま，ドライマウスに どう取り組むべきか

斎藤一郎

## 超高齢社会における口腔機能の維持

先進国の医療では，重篤な病気を治すという医療は専門医に委ねられ特化される一方で，生活習慣病やありふれた病気（common diseases）とともに，乾燥症状などの生活の質を改善する医療や将来の備えとしての医療システムとは何かが模索されている．このことから高齢化が進む状況において年齢を重ねても QOL が高く健康を享受し，日常生活の質を高めるためのニーズを見据えた新たな医療・医学の必要性が求められている．

わが国が直面している超高齢社会に対し，高齢者の健康を維持するために「口の機能の維持」が検討され，特に高齢者にみられる誤嚥性肺炎の予防やメンタル面のケアが健康長寿には不可欠であることが最近の研究で明らかとなってきた．

そもそも口腔には，食べ物を噛み砕き，唾液を分泌して飲み込む「消化器」，味わったり口に入った異物に気づいたりする「感覚器」，口角を上げて笑顔を浮かべるなどの「表情づくり」という 3 つの役割があることを再認識すべきと考えている．

## 口腔の機能維持における唾液の役割

唾液は単なる水分ではなく，種々の成長因子，生理活性物質，抗菌物質，免疫グロブリン等が含まれており，生体のホメオスタシスの維持に重要である[1]．さらに，抗菌作用，消化作用，粘膜保護作用，中和作用，修復作用等を有している[2]．神経栄養因子（nerve growth factor：NGF）や上皮成長因子（epidermal growth factor：EGF）が顎下腺から単離されたことは有名であるが，このように成長因子を含む唾液分泌の低下は，超高齢社会において重要な課題である（**図1-1**）．さらに，唾液はさまざまなホルモン，ストレス物質，抗酸化物質を含むことも報告されている．

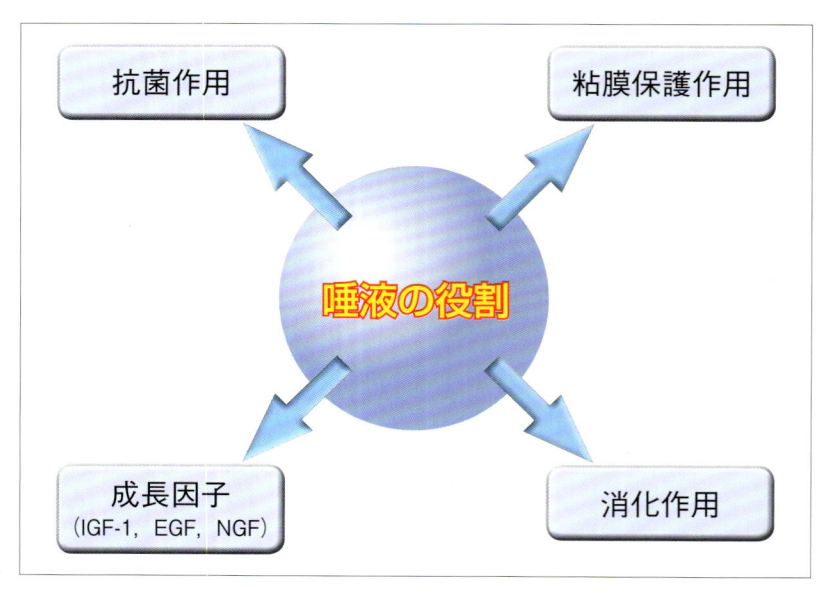

図1-1　唾液の役割.

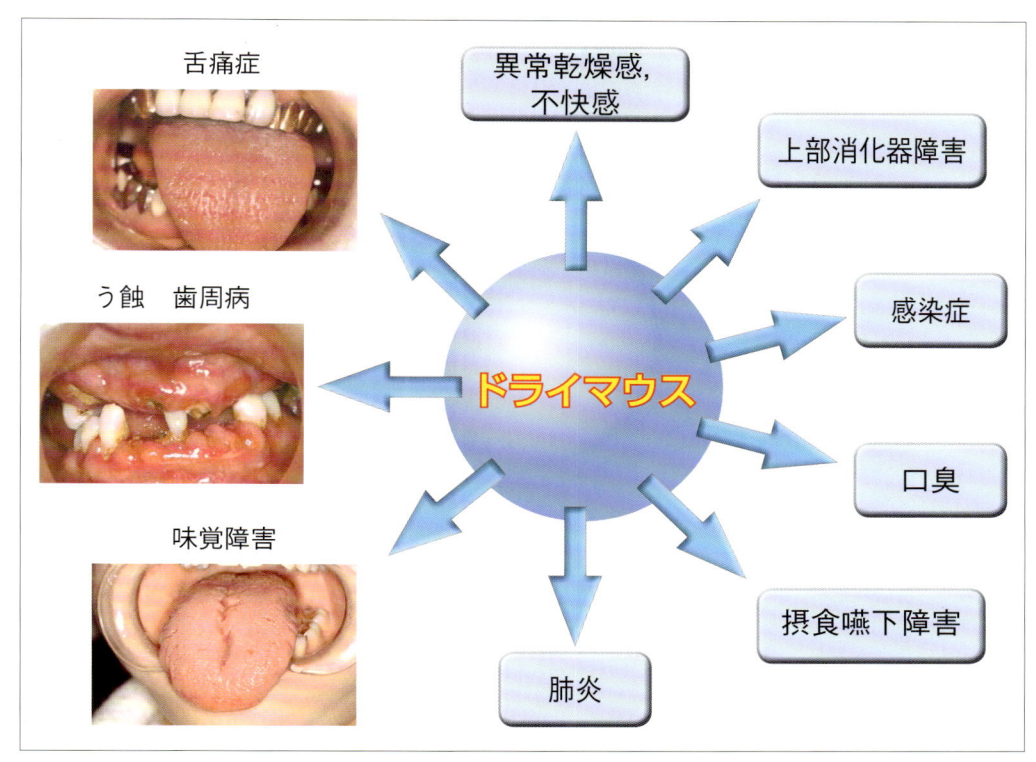

図1-2　ドライマウスに起因する病態.

ドライマウスは，このような役割をもつ唾液の分泌量が減少する症状をいい，本症により，う蝕や歯周病のリスクが高まるだけでなく，感染症，誤嚥性肺炎，上部消化管の障害，摂食嚥下機能の低下など生命維持にも影響を与える（図1-2）.

## ドライマウス臨床の現状

ドライマウスに罹患していると考えられる潜在患者数は，海外で報告された疫学調査[2]から算出すると日本国内で約800万人から3,000万人と推定されているが，本症の認知度は低く，自覚症状があっても受診されていない，あるいはどの診療科を受診すべきか知られていないのが現状である. さらに診断法や対処法も普及しておらず，その受け皿となる医療機関も限られており，本症の普及や診療ガイドラインの確立が求められている.

ドライマウスは，さまざまな病因が重複して発症する場合が多く，全身的なドライシンドロームの一症状として見られることが少なくない. ストレスや更年期障害，薬剤の副作月などがその複合的な要因の1つとなる. 特に，高齢者は複合的な要因により発症することが多いことから，単に加齢により乾燥するという判断は安易であり，老化と断定して患者に伝えることは適切とはいいがたい. 服薬大国といわれる日本では，医療者だけの問題ではなく，受療者自身が薬に依存するという意識をまだまだ根強くもっていることの現れでもある. 乾燥感を生じる薬剤は降圧薬，抗うつ薬，睡眠

導入薬などの治療薬などが挙げられる．これらは，高齢者で服薬の可能性が高いとはいえ，全身的な複数の要因が加わってドライマウスを呈することがきわめて多いと推測できる．このことから口腔乾燥症状に対する対症療法のみならず，生活習慣に対する指導，さらには心身症としての対応も必要となる．

ドライマウスの病態は口腔内だけでなく，摂食嚥下機能の低下，誤嚥性肺炎，上部消化管障害の原因となることも明らかである．特に高齢者では肺炎のリスクが高く，唾液量減少への対処は重要な意味をもつ．さらに，口腔内の不快感に不安をもつことによる精神神経的な影響も考慮しなければならない．

先進国での医療の大きな役割の1つに「QOLの向上」が問われて久しい．生活の質を高めるためのニーズを見据えた新たな医療の展開は歯科と医科の連携で模索されるべきであろう．

## ドライマウスの原因

### 1．唾液腺の機能障害をきたす要因

本症の原因を把握するために行う唾液分泌量の診断は，安静時唾液量とガムテスト（刺激唾液）等が一般的であるが，これらの検査法の詳細は本書の優れた他の解説を参照していただきたい．

唾液分泌低下がある場合は，既往歴，合併症を中心に，検査データ，口腔内ならびに全身的な診察結果を考え合わせ，その診断が容易なものから消去法によって順次原因的事項の診断を進める．唾液分泌低下の原因は，唾液腺実質の障害と唾液分泌を刺激する神経系の障害に大きく分けられる．一方，口腔乾燥感があるものの明らかな唾液分泌低下を認めない場合は，唾液分泌量よりも口腔からの水分の蒸発が多いために乾燥することが考えられる．その他，実際には口腔粘膜の明らかな乾燥を認めないものがある．このような，口腔乾燥感を訴えるものの明らかな唾液分泌低下を認めない例は比較的多く，鶴見大学歯学部附属病院のドライマウス専門外来を受診した患者の約3割は明らかな唾液分泌低下を認めなかった．

ドライマウスの治療においては，診断過程を患者に説明しながら進めることが重要であるが，この過程で患者が原因を認識することによって自覚症状が軽減される場合も多いことから，認知行動療法などの心理療法的な対応が求められる症例も少なくない．

神経性唾液分泌低下はストレスや自律神経失調症などが原因となるものである．ストレス下では交感神経優位になることから，唾液分泌量が低下すると考えられる．強いストレスが加わると，唾液分泌量が低下し，タンパク濃度が上昇することにより不快感が増強する．ドライマウスの患者は，社会的ならびに身体的な原因のストレスを自覚する場合が多い．また，口腔乾燥感，口腔異常感，歯科治療などのさまざまな全

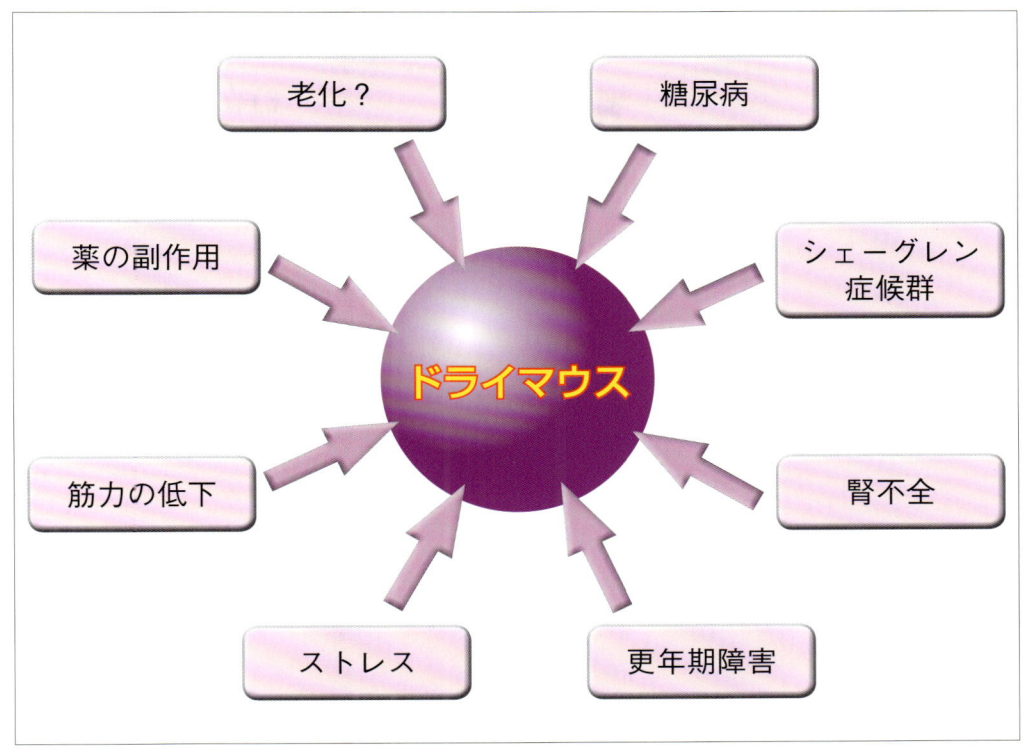

図1-3　ドライマウスの原因.

身的なストレスが引きがねとなって神経性唾液分泌低下を起こす症例が少なくない.

　薬剤の副作用として「口渇」が出現する可能性のある薬剤はきわめて多い．主なものは，向神経薬（抗不安薬，抗うつ薬），利尿薬，カルシウム拮抗薬，抗炎症薬などである.

　糖尿病患者は脱水などにより唾液腺機能低下が生じる率が高い．糖尿病は唾液分泌低下を認めなくても喉の渇きや口腔乾燥感を訴える患者もいるが，高血圧症を合併すると口腔乾燥症の出現率が上昇するという.

　貧血による唾液分泌低下のメカニズムは明らかではないが，貧血の治療によって唾液分泌量の上昇傾向が認められている.

　加齢と唾液分泌量との相関については議論の分かれるところであるが，口腔乾燥感を訴える高齢者は多い[3]．初診時から老化を口腔乾燥の原因と断定して患者に告げることは適切ではなく，前述した原因の可能性を十分に検索することが重要である（**図1-3**）.

　複合性の分泌障害が本症には特徴的と思われ，シェーグレン症候群（Sjögren Syndrome）と薬物性の複合，神経性と薬物性の複合など，複数の要因が関わる原因で唾液分泌低下をきたすことが大半である．薬物性，神経性，老人性は診断が困難な場合が多いため，これらの原因を念頭に置きつつ，治療に対する反応を見ながら対処

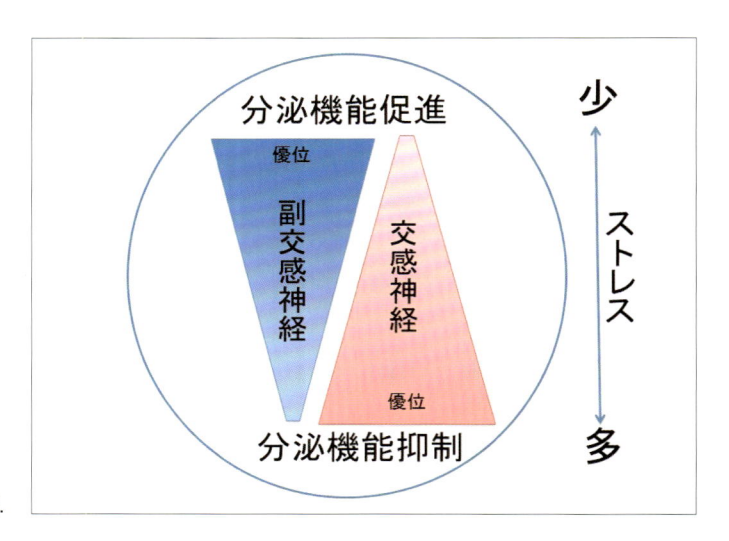

図1-4　外分泌腺機能における神経支配.

する必要がある．高齢者に本症が多いことを考えると，生理的変化と共に他の要因が加わっている症例はきわめて多いと推察される．

### 2．口腔乾燥感をきたす要因

　唾液分泌量低下がなくとも，口腔からの水分の蒸発が多ければ口腔は乾燥する．鼻炎などの鼻疾患，歯列不正による口唇閉鎖不全ならびに高齢者での口腔周囲筋の弛緩やいびきが口呼吸の原因となる[4]．さらに睡眠時無呼吸症候群はその誘因となるが，これらが睡眠時に生じた場合は乾燥感などの不快感だけでなく，唾液の嚥下回数の低下に起因する逆流性の胃液を介した肺炎を生じることは超高齢社会ではきわめて重要な課題である．

　口腔微生物の質的・量的変化によって，唾液の粘稠感が生じ，これが乾燥感として出現する場合がある．特に，カンジダは，肉眼的に明らかな偽膜性カンジダ症の状態を呈さなくとも，その菌数の増加によって口腔異常感を惹起することが多い．

　身体表現性障害などの神経科的疾患と考えられるドライマウス患者が存在する．ドライマウスでは自律神経が関与する症状を愁訴としているため，身体表現性自律神経機能不全と考えられる．これは前述の神経性唾液分泌低下とは異なるカテゴリーであり，専門診療科との医療連携が不可欠である（**図1-4**）．

　ドライマウスの対処には歯科と医科との連携により糖尿病，精神・神経科的疾患など基礎疾患の治療は専門医に依頼し，常用薬の変更と減量は主治医に照会することが適切であるが，原疾患によっては薬剤変更や減量が困難な場合も多く，その場合は歯科における口腔乾燥への対症療法が不可欠である．

　紙面の都合で検査や対処法の詳細は割愛したが，優れた本書の他項や成書を参照していただきたい．

## 歯科の職域拡大への扉を開く

　現在の歯科領域の疾患の罹患率の低下は，われわれの先達が予防歯科を実践し口腔ケアを指導してきた賞賛に値する証であるが，従来型歯科治療の減少という歯科医師にとって非常に厳しい時代の訪れを意味している．しかしながら，いまだに従来型の歯科医療に埋没しリスクヘッジを模索しない歯科医師が大勢いることは事実である．新たな歯科医療という意味でインプラントや審美歯科を導入している歯科医師も多いが，治療の新技術を導入するだけでは，真の職域の拡大とは呼べない従来型治療の発展型でしかないと思われる．それよりも，保存や補綴という領域を超えて，口腔から全身を考えた領域にまで歯科医療の職域を拡大していく必要がある．医学のトップジャーナルの1つである『Nature Medicine』誌では最近，唾液の有用性について取り上げ，口腔から全身状態を把握するための研究を推進すべきであるとの記事が掲載された[5]．このように欧米では歯科医療・医学の新たな展開について模索され始めており，口腔に症状を発現する疾患やQOLを著しく低下させる病態の診断や予防，治療へ方向転換しようとしていると思われる．

　日本は先進国であり，裕福な長寿国であるが，その生活の質には特に高齢者において欧米と比べ格差があることが指摘されている．したがって，年齢を重ねてもQOLが高く健康を享受し，日常生活の質を高めるためのニーズを見据えた新たな歯科医療・医学の必要性が求められている．もちろん，従来型のスキルと知識は身に付けていなければならない．しかし，減少する歯科医療のニーズの中で，プラスアルファとして，歯科医師が「医科のフィールドである」と手を付けていなかった領域にも職域を拡大していかなければ，われわれ歯科医師の活路は見出せないのではないだろうか．このことから，歯から口腔へ，そして口腔から全身へと，全身と口腔に精通した医療のスペシャリストとしての歯科医師の役割も1つの選択肢と考えている．

　実際に，従来型の歯科医療の領域を超えた，新たな職域を求める歯科医師も増えてきている．2002年より筆者が主宰し活動しているドライマウス研究会には4,600名の歯科医師が加入し，医科の学会である日本抗加齢医学会（会員数8,300名）の分科会の抗加齢歯科医学研究会もわずか10年で2,400名の組織になった．しかも，会員の大半が若い歯科医師であることは，将来を見据えた歯科医療の職域拡大につながる大きな成果であると考えている．

　しかしながら，このような職域の拡大も市場原理に左右されるのであれば，これからの歯科医療も社会的な需要を考慮しなければならないが，日本で初めてのドライマウス専門外来が鶴見大学歯学部附属病院でスタートして15年余りが経過した現在，初診患者数は7,000名を超えており，さらに新たな歯科医療の実践として開設したアンチエイジング外来へは400名が受診している実績から，社会的なニーズに応えること

ができたと自負している.

## 歯科医師の内科医的対応と求められるコミュニケーションスキル

　従来の歯科医療は外科的な対応が大半を占める．う蝕があれば削る．そして，患者の痛みが取れれば治療が終わる．もちろん，そのような従来型の治療も重要である．しかし筆者がドライマウス診療に際して「歯科医から口腔科医へ」と提言している根底には，歯科医師が全身的・内科的対応もできるトレーニングを行っていかなければならないという考えがある．すなわち，全身の器官の1つとしての口腔を専門とする医療のスペシャリストの育成が急務である．

　筆者が常々，大学での講義や講演を通して，「これからの歯科医師は，もっと説明責任を果たせる医療人でなければならない」と伝え続けているのは，治療の結果だけではなく，次につながる対応を十分に説明する必要があるからである．

　たとえば，ドライマウスの対応には不可欠な食生活や運動習慣，生活習慣の提案・指導を行う．次のステップとして，指導した項目がきちんと守られているのか，改善したのかをフォローアップしていくことが，口腔の疾患を治療するだけでなく，全身のQOLの向上へもつながっていく．その結果，受診者との信頼関係は向上し歯科医療のニーズも拡大していくと思われる．

　患者のQOLを向上させる指導を行うためには，コミュニケーションスキルの育成は必要不可欠である．治療をする技術の修得は当然であるが，さらに患者が求めるクオリティに応えられるコミュニケーションスキルを具備することが新たな歯科医療の実践になることは明らかである．

　もはや，医療はサービス業へと変わりつつある．歯科医師も選ばれるか，淘汰されるかの時代になっている．これからの歯科医師は，受診者に質の高い医療を提供し，納得，満足してもらわなければならない．求められることに対して，どう応えるのかをもっと考えなければならないと思われる．歯科医療の変革が進むなか，従来型の歯科医療だけではない職域の拡大としてのドライマウスは，超高齢社会においてこれからの歯科医師が取り組んでいかなければならない重大なテーマなのである．

### 文　献

1 ）Edgar WE, O'Mullane DM：Saliva and oral health, second ed. British Dental Association, London, 1996.
2 ）James G, Moore PA：Xerostomia：etiology, recognition and treatment. JADA, 1234：61-69, 2003.
3 ）Asplund R：Nocturia in the elderly in relation to thirst, dry mouth and dry eyes. Can J Urol, 11(4)：2322-2326, 2004.
4 ）Thie NM, Kato T, Bader G, Montplaisir JY, Lavigne GJ：The significance of saliva during sleep and the relevance of oromotor movements. Sleep Med Rev, 6(3)：213-227, 2002.
5 ）Gura T：Just spit it out. Nat Med, 14(7)：706-709, 2008.

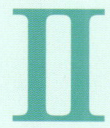

# ドライマウスはどのような病気か？
# 鑑別すべき疾患とは？

## ―原因別に考えるドライマウスの診断―

中村誠司

## ドライマウスの原因と分類

　ドライマウスはさまざまな原因によって生じ，原因別に分類すると，①唾液腺自体の機能障害によるもの，②神経性あるいは薬物性のもの，③全身性疾患あるいは代謝性のものの3つに大別できる（**表2-1**）．なお，臨床的に問題となるのは慢性的ないしは持続的な場合である．

　唾液腺自体の器質的変化を伴った機能障害によるドライマウスとしては，外分泌腺が特異的に障害を受ける膠原病の1つであるシェーグレン症候群（Sjögren Syndrome）によるものが第一に挙げられる．シェーグレン症候群は，日本には約50〜100万人の患者がいると推定されており，男女比は約1：15と圧倒的に女性に多く，50歳代の更年期前後の女性に好発するという特徴がある．その他の唾液腺自体の機能障害を生じる原因としては，放射線治療と加齢性変化が臨床的に重要で，特に加齢性変化は社会の高齢化に伴って増加してくると考えられるので注意すべきである．また，造血幹細胞移植後の移植片対宿主病（graft-versus-host disease：GVHD），サルコイドーシス，後天性免疫不全症候群（acquired immunodeficiency syndrome：AIDS），悪性リンパ腫に伴って生じたり，唾液腺炎，唾石症，唾液腺腫瘍，さらにはそのための唾液腺摘出により生じたりすることもある．

　神経性あるいは薬物性のドライマウスとしては，抑うつ，ストレスなどの精神状態や抗不安薬，抗うつ薬，降圧剤などの薬物によるものが多く，中枢性および顔面神経上唾液核などの唾液分泌に関わる神経系の抑制（主に副交感神経の抑制あるいは遮断）が原因とされている．**表2-2**に原因となる主な薬物を示すが，多くの薬物の副作用の1つとしてみられ，ドライマウスの原因別分類の中では最も患者が多いとされている．

　全身性疾患あるいは代謝性のドライマウスとしては，脱水などによる全身的な水分欠乏，糖尿病，腎障害，貧血などの全身性疾患によるものが主であるが，口呼吸，過呼吸，開口，摂食嚥下障害などに伴う局所的な水分蒸発によるものも含まれる．

　なお，口腔乾燥感などのドライマウスに関連する訴えがあるものの，唾液の減少も他覚的な口腔乾燥症状もみられない心因性の場合が少なくない．その場合は歯科心身症の1つと判断され，その詳細は他項（29頁「Ⅲ　ドライマウスと歯科心身症」）を参照されたい．

## ドライマウスの症状

### 1．ドライマウス自体の症状

　唾液には，口腔の保湿，潤滑，浄化，歯や粘膜の保護といった物理的作用，食物の消化，味覚（溶解あるいは溶媒作用），緩衝（酸やアルカリの中和や温度の緩和）と

**表2-1　ドライマウスの分類（日本口腔粘膜学会案）[5]**

1. 唾液腺自体の機能障害によるもの
   1）シェーグレン症候群
   2）放射線性口腔乾燥症
   3）加齢性口腔乾燥症
   4）移植片対宿主病（GVHD）
   5）サルコイドーシス
   6）後天性免疫不全症候群（AIDS）
   7）悪性リンパ腫
   8）特発性口腔乾燥症

2. 神経性あるいは薬物性のもの
   1）神経性口腔乾燥症
   2）薬物性口腔乾燥症

3. 全身性疾患あるいは代謝性のもの
   1）全身代謝性口腔乾燥症
   2）蒸発性口腔乾燥症

注）心因性の場合は歯科心身症と診断し，口腔乾燥症には含めないこととする.

本表においては，2008年に日本口腔粘膜学会（現・日本口腔内科学会）が示した原因別の口腔乾燥症（ドライマウス）の分類案から，診断名のみを示す. この分類案には診断名がその定義あるいは根拠と共に示されている.

**表2-2　ドライマウスを生じる主な薬物**

1. 精神的作用を持つ薬物
   催眠薬，抗精神病薬，抗うつ薬，気分安定薬，精神刺激薬，抗不安薬，抗躁薬，抗めまい薬，抗てんかん薬，抗パーキンソン薬，痙縮・筋緊張治療薬，自律神経系作用薬，麻薬，覚醒剤，酒類

2. 循環器に作用する薬物
   降圧剤（カルシウム拮抗薬），利尿薬，抗不整脈薬，抗狭心症薬，交感神経抑制薬，血管拡張作用薬，昇圧薬，低血圧症治療薬

3. 呼吸器に作用する薬物
   気管支拡張・喘息治療薬，呼吸促進薬，鎮咳薬，去痰薬

4. 消化器に作用する薬物
   胃酸分泌抑制薬（$H_2$ブロッカー，プロトンポンプ阻害剤），健胃薬

5. 抗アレルギー薬
   抗ヒスタミン薬

6. 解熱・鎮痛・抗炎症薬
   鎮痛薬，消炎酵素剤，ステロイド剤

いった化学的作用，抗菌あるいは抗ウイルス（リゾチーム，ラクトフェリン，抗体などの作用），排泄，創傷治癒促進（ホルモンなどの作用）といった生物学的作用などがある. そのため，唾液が減少すればさまざまな病態を引き起こすことになる.

　臨床症状はドライマウスの原因が異なってもほとんど同じで，臨床症状だけで原因を見分けるのは困難である. 自覚症状としては，口渇，飲水切望感，唾液の粘稠感，口腔粘膜や口唇の乾燥感や疼痛，味覚異常，ビスケットやせんべいなどの乾いた食物を嚥下しにくいなどがある. 他覚症状としては，舌乳頭の萎縮による平滑舌や溝状舌（**図2-1～図2-8**），口腔粘膜の発赤（**図2-9・図2-10**），口角びらん（**図2-11**），う歯の多発（**図2-12～図2-14**），歯周病の増悪，歯や義歯の汚染，口臭などがみられる. 口腔粘膜や口角部の症状の発現にはカンジダが関わっており，口腔カンジダ症の1つの型（慢性紅斑性あるいは慢性萎縮性）と考えられている.

　軽度のドライマウスの場合や口呼吸，過呼吸，開口，摂食嚥下障害などに伴う局所的な水分蒸発によるものの場合には，舌乳頭が萎縮して舌背部が平滑になるのではなく，逆に苔が生えたような舌苔が増えることがあり，さらに毛が生えたような毛舌（**図2-15・図2-16**）を呈することもある. 舌苔や毛舌は細菌が付着しやすく，口腔内の不潔や口臭などの原因にもなる.

## ドライマウスでみられる舌の異常

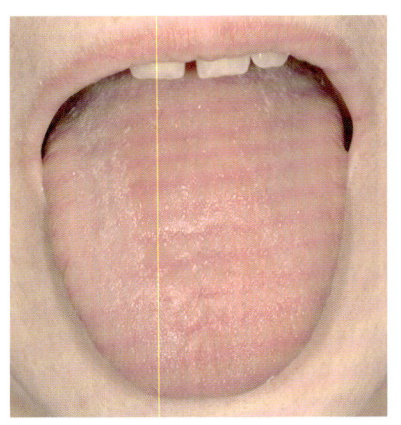

図2-1 軽度のシェーグレン症候群の患者で，舌背中央部には舌乳頭の萎縮がみられ，発赤を伴っている[2,3].

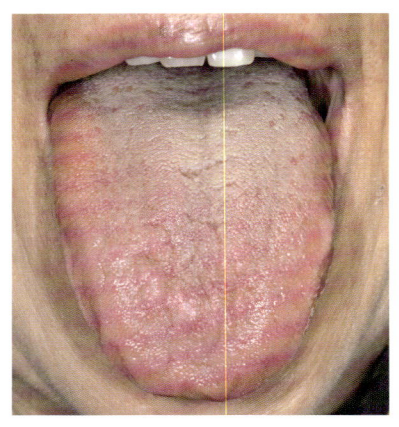

図2-2 中等度のシェーグレン症候群の患者で，舌背前方部には舌乳頭の萎縮がみられる[6].

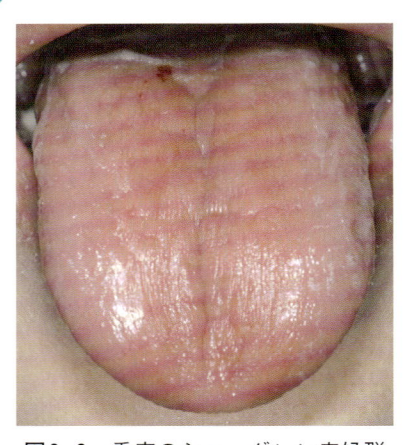

図2-3 重度のシェーグレン症候群の患者で，舌背の全体にわたって舌乳頭は著明に萎縮し，一部に発赤，表面の平滑化，溝状化がみられる[3].

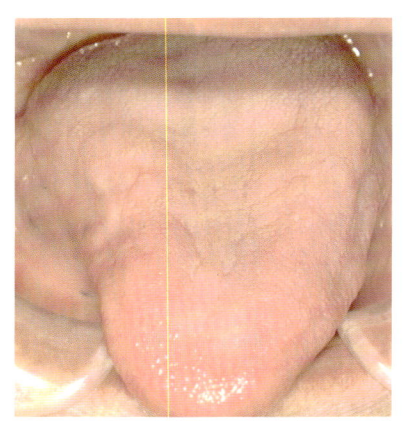

図2-4 放射線性ドライマウスの患者で，数年前に右側舌癌のために放射線治療を受けており，舌乳頭は萎縮し，表面はやや平滑になっている[3].

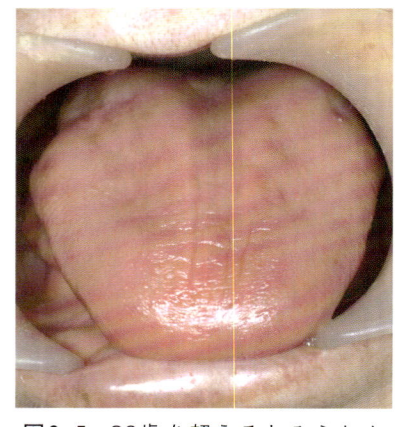

図2-5 80歳を超えるとみられやすくなる加齢性ドライマウスの患者で，舌背の全体にわたって舌乳頭は萎縮し，表面の平滑化，溝状化がみられる.

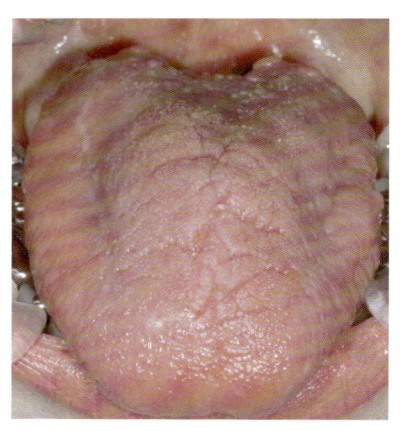

図2-6 抗うつ薬による薬物性ドライマウスの患者で，舌乳頭は萎縮し，発赤を伴い，一部に溝を形成している[3].

図2-7 鉄欠乏性貧血による全身代謝性ドライマウスの患者で，舌乳頭は著明に萎縮し，舌背部の表面は平滑となり，一部に発赤を伴っている.

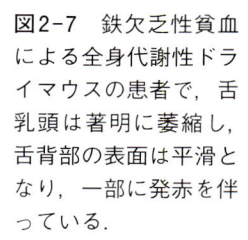
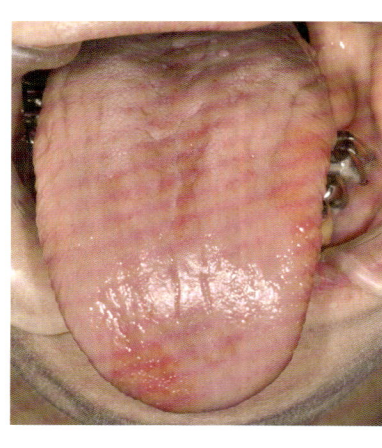
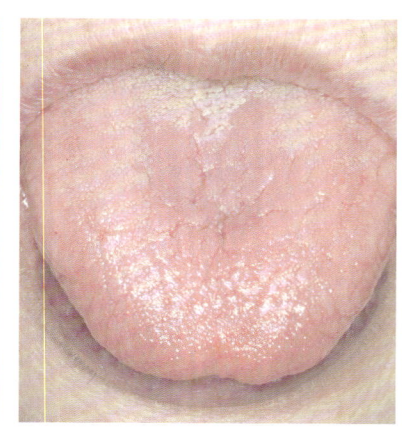

図2-8 糖尿病による全身代謝性ドライマウスの患者で，舌背中央部の舌乳頭は萎縮し，舌背部の表面は平滑となり，一部に溝を形成している.

### ● ドライマウスでみうれる口腔粘膜の異常 ●

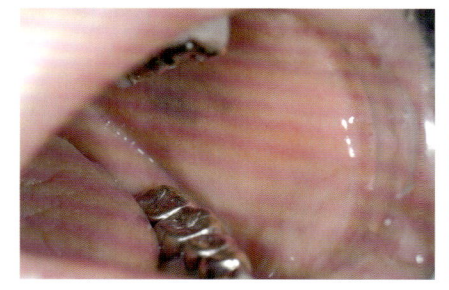

図2-9　シェーグレン症候群の患者で，頬粘膜は乾燥し，発赤と萎縮がみられる[2,3]．

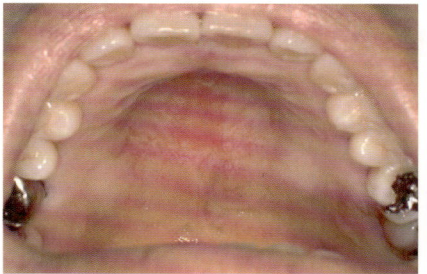

図2-10　シェーグレン症候群の患者で，口蓋粘膜には発赤がみられ，その周囲の一部には白苔がみられる[2,3]．

### ●ドライマウスでみられる口角炎●

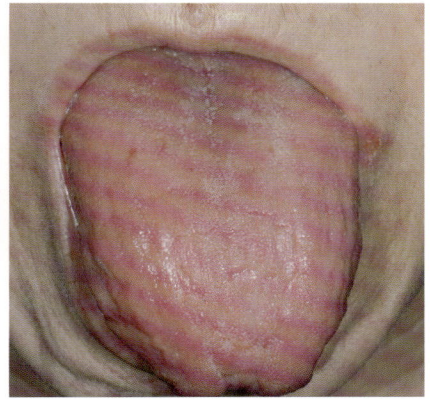

図2-11　シェーグレン症候群の患者で，両側の口角部に発赤とびらんがみられる．さらに舌背の全体にわたって舌乳頭は萎縮し，一部に発赤，表面の平滑化，溝状化がみられる[4]．

### ● ドライマウスでみられるう蝕 ●

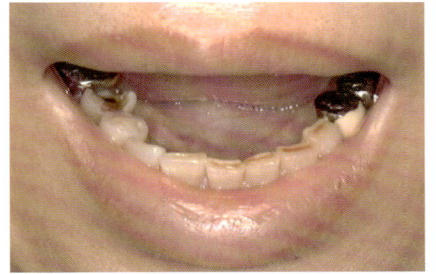

図2-12　シェーグレン症候群の患者で，下顎前歯の切端部にう蝕がみられる[2,3]．

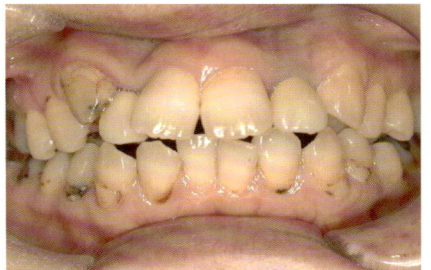

図2-13　シェーグレン症候群の患者で，下顎前歯や小臼歯の歯頸部にう蝕がみられる[2,3]．

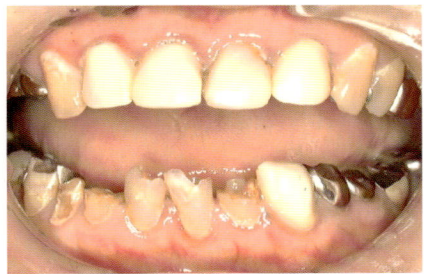

図2-14　シェーグレン症候群の患者で，多発性う蝕がみられる．これはドライマウスそのものによるのではなく，ドライマウスのために飴などの嗜好品を頻繁に摂取することに起因する[2,3]．

### ● ドライマウスでみられる毛舌 ●

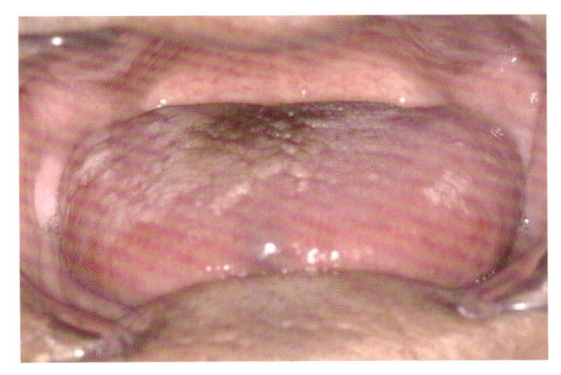

図2-15　摂食嚥下障害による蒸発性ドライマウスの患者で，舌背中央部には蒸発性の場合の特徴である舌苔の肥厚がみられる．

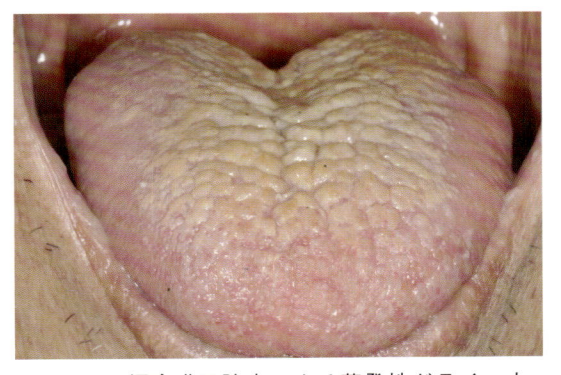

図2-16　摂食嚥下障害による蒸発性ドライマウスの患者で，舌背の全体にわたって蒸発性の場合の特徴である舌苔の肥厚がみられる．

**●ドライマウスでみられるアフタ性口内炎●**

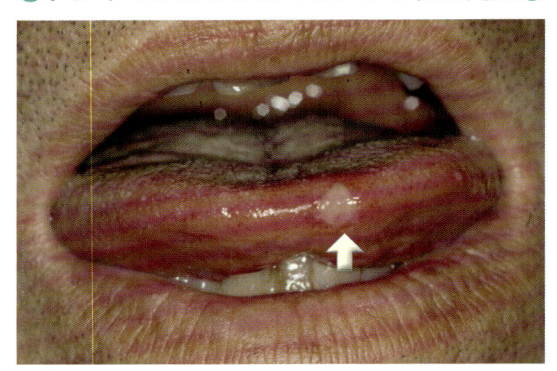

図2-17　シェーグレン症候群の患者で，舌尖部に類円形で灰白色の潰瘍（矢印）がみられる[4].

**●ドライマウスでみられる難治性口内炎●**

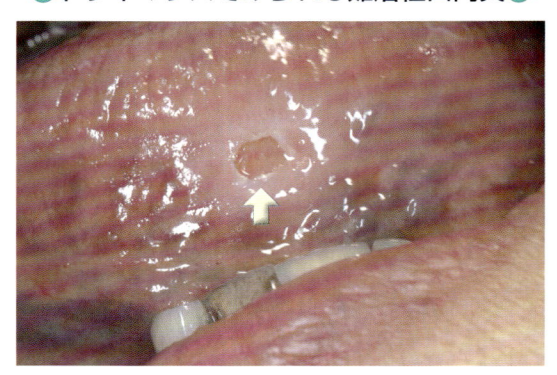

図2-18　シェーグレン症候群の患者で，舌縁部に類円形で周囲に瘢痕形成を伴った潰瘍（矢印）がみられる.

### 2．ドライマウスに起因する合併症状

　ドライマウスに起因して，前述した舌炎や口角炎に加え，再発性アフタ（**図2-17**）や難治性潰瘍（**図2-18**）などの口腔粘膜疾患が併発することがあり，いったん生じると難治性であることが多い．さらに，摂食嚥下障害，誤嚥性肺炎などの感染症，上部消化器障害などが生じることも知られているので，特に高齢者では注意が必要である．

　シェーグレン症候群は，外分泌腺が特異的に障害を受ける膠原病の1つであるため，ドライマウスに加えてドライアイなどの乾燥症状を主徴とする．ただし，**表2-3**と**図2-19**に示すように，乾燥症状以外にも多彩な全身症状を伴うことが多いので注意が必要である．ドライマウスに関しては，他の原因によるドライマウスと基本的には同様の症状がみられるが，病気が進展するときわめて重篤な症状がみられるようになる．さらに，逆行性感染などが原因となり，耳下腺や顎下腺の腫脹や疼痛を繰り返し生じることがあるのも特徴である（**図2-20**）．

　ドライアイに関しては，自覚症状としては眼の乾燥感，涙が出ない，異物感，痒い，痛い，疲れやすい，眩しい，目やに（眼脂）が多い，かすむなどがあり，他覚的としては角結膜上皮の障害や充血などがある（**図2-21**）．その他の乾燥症状に関しては，汗腺の障害による皮膚の乾燥や膣分泌腺の障害による性交時不快感などがよくみられる．さらに，気道粘膜，胃，膵などの外分泌腺の障害に伴って，気管支炎，萎縮性胃炎，慢性膵炎などの症状がみられることもある．

　以上の乾燥症状以外にも，全身の他臓器に多彩な症状を示すことがあり，倦怠感，関節痛，頭痛，集中力の低下，レイノー症状などが主なものである．また，自己抗体産生も高頻度にみられ，進展例では高ガンマグロブリン血症，悪性リンパ腫といった血液異常を示すことがある．さらに，関節リウマチや全身性エリテマトーデスなどの他の膠原病を合併することもあるので注意が必要である．

**表2-3　シェーグレン症候群でみられる主な症状[2]**

**1．乾燥症状**
　1）口腔乾燥症状
　　自覚的なもの：口渇，飲水切望感，乾いた食物を嚥下しにくい，味覚異常，口腔内の疼痛，再発性の唾液腺腫脹など
　　他覚的なもの：う蝕の多発，口腔粘膜や舌乳頭の萎縮，口角炎など
　2）眼乾燥症状
　　自覚的なもの：眼の乾燥感，異物感，疲労感，眼脂など
　　他覚的なもの：角結膜上皮の障害と角結膜炎など
　3）その他の乾燥症状
　　咳，消化不良，鼻の乾燥や出血，膣の乾燥（性交時不快感），皮膚の乾燥，脱毛

**2．乾燥症状以外の全身症状**
　関節痛，筋肉痛，リンパ節腫脹，頻尿，疲労感，気分の変化，皮疹，紫斑，レイノー症状，頭痛

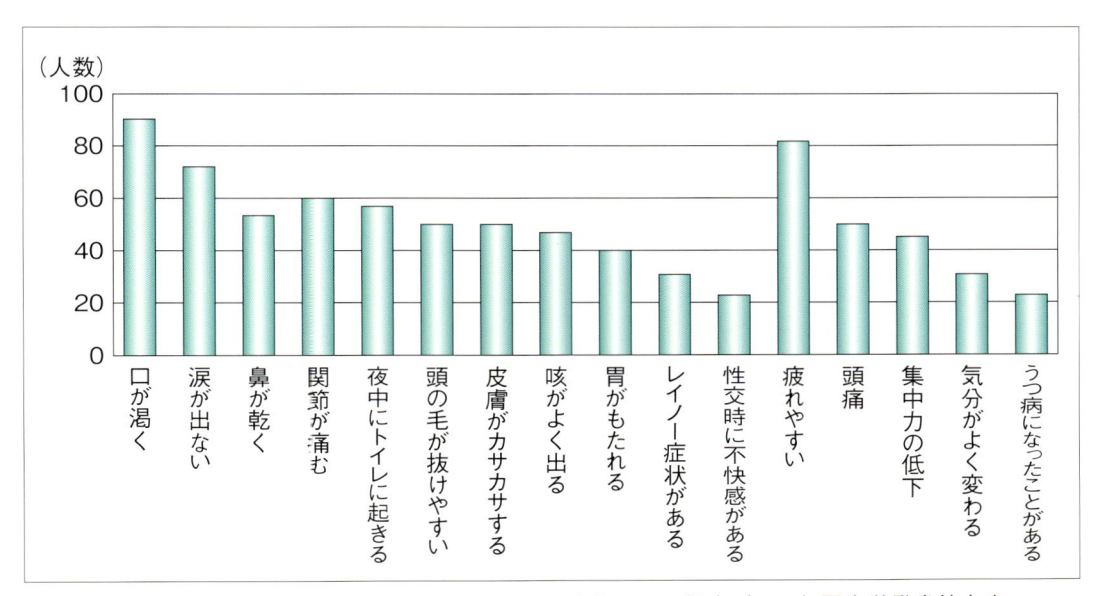

図2-19　シェーグレン症候群でよくみられる症状とその頻度（1994年厚生労働省特定疾患難病の疫学調査研究班の調査結果）[2].

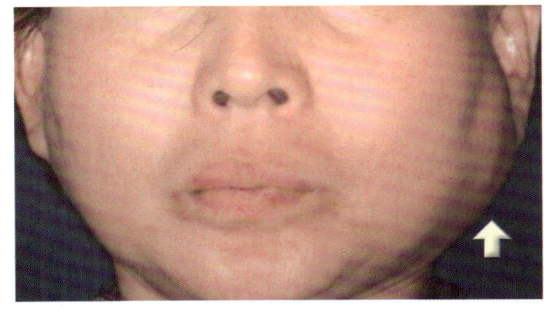

図2-20　シェーグレン症候群でみられる耳下腺腫脹[4]．両側，特に左側耳下腺の著明な腫脹（矢印）がみられる．

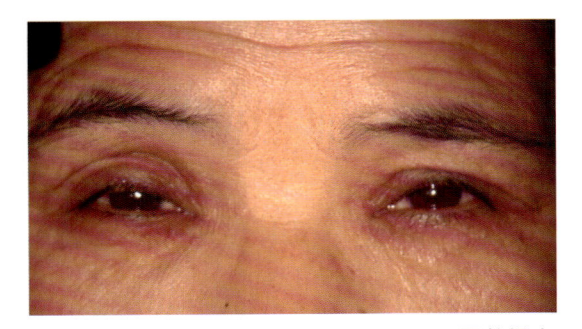

図2-21　シェーグレン症候群でみられる眼乾燥症状[3]．乾燥性角結膜炎による充血が両側性にみられる．

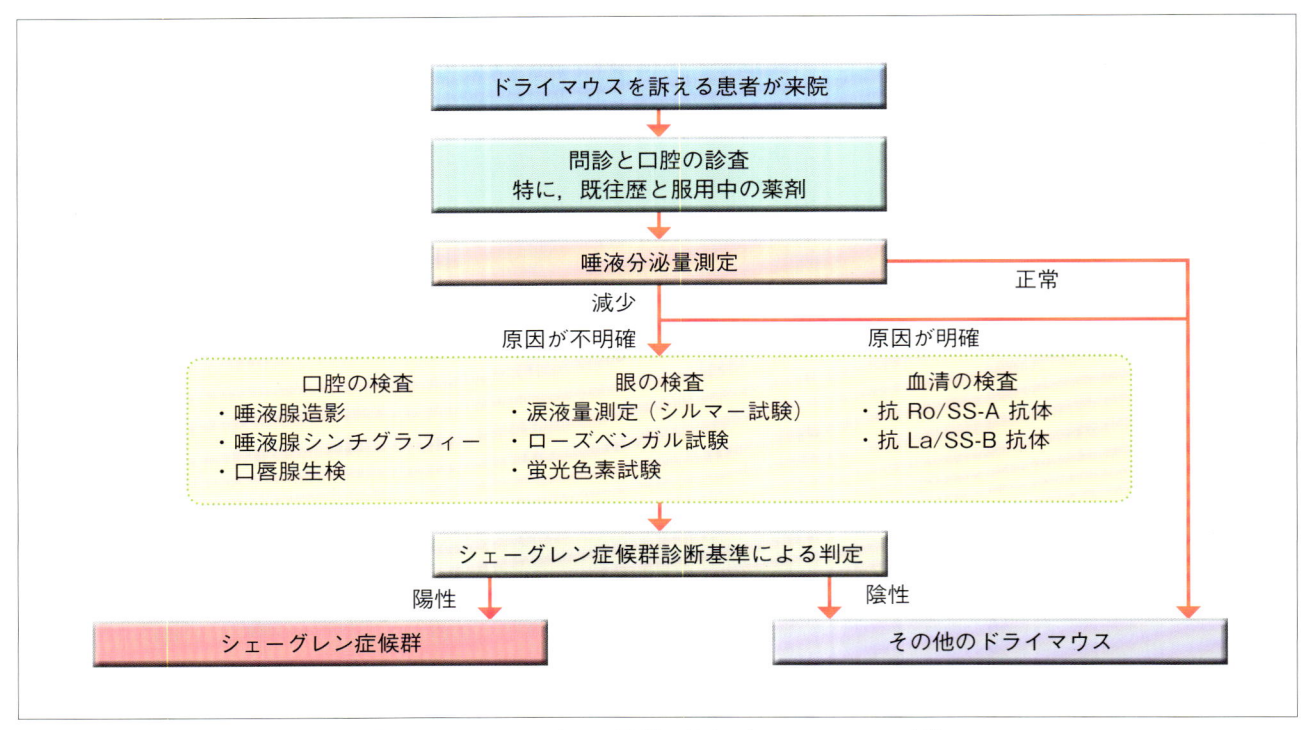

図2-22　ドライマウスの診断の流れ（フローチャート）[3].

## ドライマウスの診断

　ドライマウスの訴えがある，あるいは症状がみられる患者さんに対する診断の流れを図2-22に示す．前述のように種々の原因が考えられるので，まずは既往歴や使用中薬剤を含めた慎重な問診が必要である．必要に応じて，他の身体症状を調べたり，血液検査を行ったり，医科に対診したりする．口腔に関しては，前述のドライマウスの症状に注意して診察すればよい．そのうえで唾液分泌量の測定を行うが，その方法としては刺激時唾液を測定するガム試験あるいはサクソン試験，安静時唾液を測定する吐唾法が一般的である．いずれの検査も簡便かつ容易に行うことができるので，複数の検査を積極的に行い，少なくとも刺激時と安静時唾液の両方を測定すべきである．

　鑑別診断をする際に，まず始めに重要なのは，唾液の減少によって生じるドライマウスなのか，あるいは唾液の減少によらない心因性の歯科心身症なのかを鑑別することである．そのためには，前述のドライマウスの症状の診察と唾液分泌量の測定が重要である．そして，ドライマウスの症状，特に他覚的症状が全くみられず，唾液分泌量の減少もみられなければ，心因性の歯科心身症を考えるべきである．一方，ドライマウスの症状あるいは唾液分泌量の減少が明らかである場合は，原因の同定，つまりドライマウスの分類を的確に行うことが必要になる．原因が同定できなければ，有効

表2-4　日本におけるシェーグレン症候群診断基準（1999年厚生省改訂）[1, 2]

1．生検病理組織検査で次のいずれかの陽性所見を認めること
　　A）口唇腺組織で4 $mm^2$ あたり1focus（導管周囲に50個以上のリンパ球浸潤）以上
　　B）涙腺組織で4 $mm^2$ あたり1focus（導管周囲に50個以上のリンパ球浸潤）以上

2．口腔検査で次のいずれかの陽性所見を認めること
　　A）唾液腺造影で Stage Ⅰ（直径1mm 未満の小点状陰影）以上の異常所見
　　B）唾液分泌量低下（ガム試験にて10分間で10mL 以下またはサクソン試験にて2分間で2g
　　　　以下）があり，かつ唾液腺シンチグラフィーにて機能低下の所見

3．眼科検査で次のいずれかの陽性所見を認めること
　　A）シルマー試験で5分間に5mm 以下で，かつローズベンガル試験（van Bijsterveld スコ
　　　　ア）で3以上
　　B）シルマー試験で5分間に5mm 以下で，かつ蛍光色素試験で陽性

4．血清検査で次のいずれかの陽性所見を認めること
　　A）抗 Ro/SS-A 抗体陽性
　　B）抗 La/SS-B 抗体陽性

＜診断基準＞
　　4項目のうち，いずれか2項目以上を満たせばシェーグレン症候群と診断する．

な治療あるいは的確な対応を選択し実施することは困難である．

　唾液腺自体の機能障害によるドライマウスの場合は，唾液腺の器質的変化を伴うために刺激時も安静時も唾液分泌は低下し，いずれの測定方法を用いても唾液分泌量の減少がみられる．また，臨床症状としても多くの自覚症状と他覚症状がみられる．

　神経性あるいは薬物性のドライマウスの場合は，副交感神経の抑制あるいは遮断によるものと考えられており，唾液腺の器質的変化はみられないため，十分な刺激があれば唾液は分泌される．そのため，刺激時よりも安静時の唾液分泌低下が著明にみられるという特徴があり，安静時のさまざまな自覚症状があるにもかかわらず，摂食時の訴えは少ないことが多い．唾液分泌を減少させる薬物の代表的なものを**表2-2**に示したが，薬物性と判断するためには，その薬物の使用とドライマウスの症状出現との時期的関連性を確認することが必要である．

　全身性疾患あるいは代謝性のドライマウスの場合は，刺激時も安静時も唾液分泌は低下する．ただし，口呼吸，過呼吸，開口，摂食嚥下障害などに伴う局所的な水分蒸発による場合には，いずれの測定方法によっても唾液分泌量の減少はみられない．

　明確な原因が見つからずにシェーグレン症候群が疑われる，あるいは否定できない場合には，**表2-4**に示す本邦のシェーグレン症候群診断基準（1999年改訂）に準じて口腔，眼，血清の検査を行い，検査結果を診断基準に照らし合わせて診断をすることが必要になる．

---

### ガム試験

**使用するもの：**
- ガム（市販のチューイングガムで可）
- 紙コップ（使い捨ての紙製で可）
- 注射器あるいはメスシリンダー
  （唾液の量を測るのに適当なサイズのもの）

**試験方法：**
刺激時の唾液分泌量を測定する試験で，1枚のガムを10分間噛み，分泌される唾液をコップなどの容器にとり，その量を測定する．10分間で10mL以下であれば減少していると判定する．

---

### サクソン試験

**使用するもの：**
- 専用ガーゼ（Kendall社製Kerix® sponge）
  ※日本では入手できないが，下記の製品にて代用可能
  ・ハクゾウメディカル社製サージョンS・タイプⅣ
  ・玉川衛材社製ピュア滅菌ガーゼMサイズ
- コップ（使い捨ての紙製で可）あるいはシャーレ
- 測り（天秤）（1/100g単位で測定できるもの）

**試験方法：**
刺激時の唾液分泌量を測定する試験で，ガーゼを2分間噛み，分泌された唾液をガーゼに吸収させ，吸収された唾液の重さを測定する．2分間に2g以下であれば減少していると判定する．

---

図2-23　ガム試験．ガム（歯に付きにくいもの），唾液を集めるコップ，唾液の量を測る適当なサイズの注射器などが必要である[8]．

図2-24　サクソン試験．原法では専用のガーゼ（米国Kendall社製のKerlix® sponge）を四折りにして使用，ガーゼと唾液を入れるコップあるいはシャーレ，1/100gが測定できる測り（天秤）が必要である．なお，日本では専用のガーゼは入手できないので，ハクゾウメディカル社製の「サージョンS・タイプⅣ」，あるいは玉川衛材社製の「ケアハート® ピュア滅菌ガーゼMサイズ」を用いるとよい[8]．

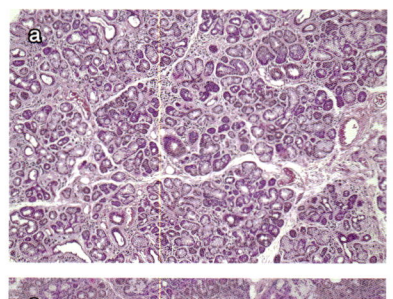
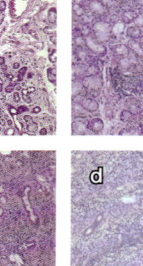
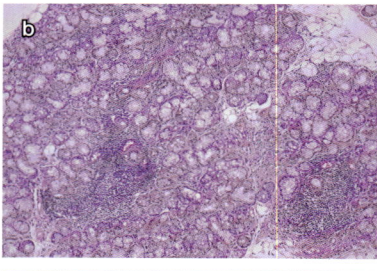
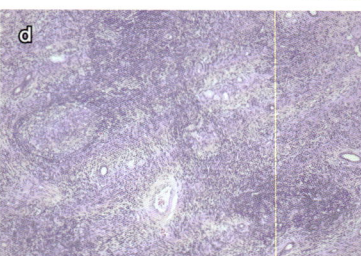

図2-25　シェーグレン症候群における口唇腺組織[7]．病理組織学的特徴としては，導管周囲のリンパ球の浸潤，腺房の萎縮や消失，導管上皮細胞の増殖などによる導管の狭窄などがある．石川・小守の分類に準じた代表的な組織像を示す．
a：（＋）ではごく少数のリンパ球が小葉内に散在性にみられる．
b：（＋）では小葉内導管周囲にリンパ球の小集簇（50〜100個の集まり）が小葉内の1〜2カ所にみられる．
c：（＋＋）では小葉内導管周囲性に多数のリンパ球浸潤あるいは腺組織内へのびまん性のリンパ球浸潤がみられるが，その範囲は小葉の半分以下にとどまっている．
d：（＋＋＋）では小葉内腺組織の半分以上が消失し，リンパ球で置換されている．

口腔に関しては，唾液分泌量測定（**図2-23**に示すガム試験あるいは**図2-24**に示すサクソン試験），口唇腺生検，唾液腺造影，唾液腺シンチグラフィーなどを行うが，特に口唇腺生検（**図2-25**），唾液腺造影（**図2-26**），唾液腺シンチグラフィー（**図2-27**）では本症候群に特徴的な異常所見がみられる．眼に関しては，涙液量測定（シルマー試験），ローズベンガル試験あるいは蛍光色素試験を行い，血清学的には，免疫グロブリン量や抗Ro/SS-A抗体や抗La/SS-B抗体といった自己抗体の有無を検査する．以上の検査結果を本邦の診断基準に照らし合わせ，シェーグレン症候群かどうかを診断する．

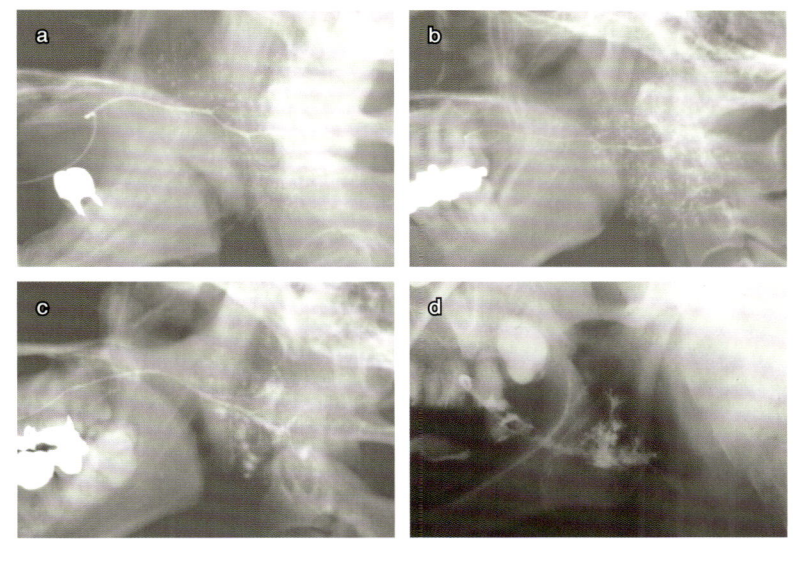

図2-26　シェーグレン症候群における耳下腺造影[7]．Rubin & Holt の分類に準じた代表的な唾液腺造影像を示す．

**a**：Stage Ⅰ では直径1mm 以下の点状陰影がみられる．

**b**：Stage Ⅱ では直径1 ～ 2mm の顆粒状陰影がびまん性にみられ，末梢導管陰影はみられない．

**c**：Stage Ⅲ では陰影の囊胞状拡張がみられ，大きさも不揃いで顆粒の数の減少がみられる．

**d**：Stage Ⅳ では不規則な形の漏洩と貯留を伴う破壊像がみられる．

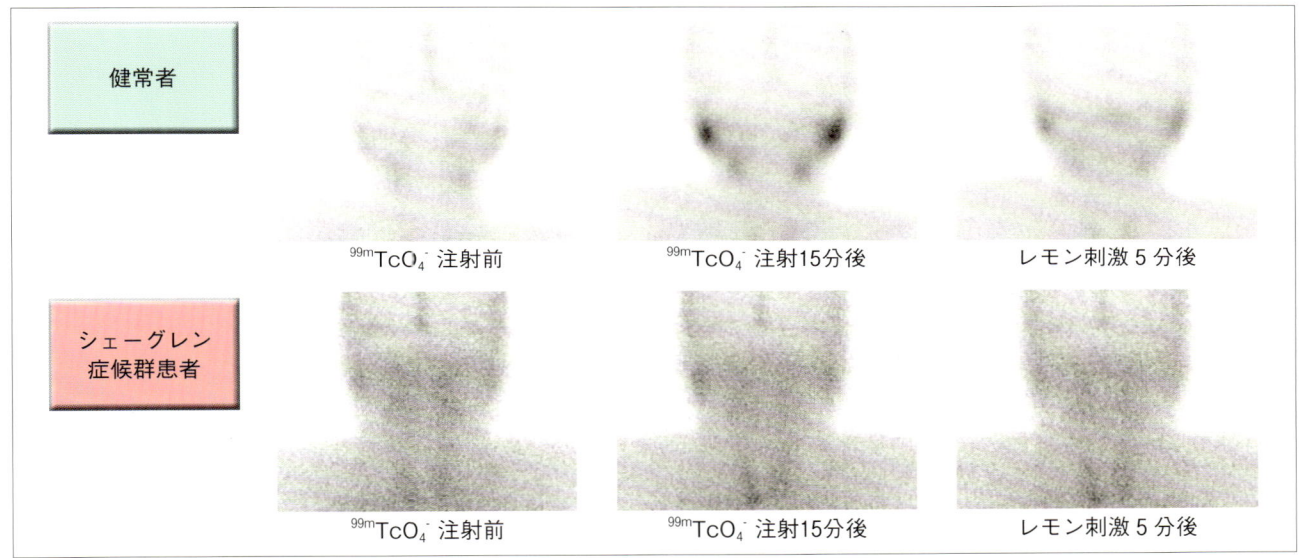

健常者

$^{99m}$TcO$_4^-$ 注射前　　　　$^{99m}$TcO$_4^-$ 注射15分後　　　　レモン刺激5分後

シェーグレン症候群患者

$^{99m}$TcO$_4^-$ 注射前　　　　$^{99m}$TcO$_4^-$ 注射15分後　　　　レモン刺激5分後

図2-27　シェーグレン症候群における唾液腺シンチグラフィー[7]．健常者とシェーグレン症候群患者における代表的な唾液腺シンチグラフィー像を示す．健常者に$^{99m}$TcO$_4^-$を静脈内注射すると，両側の耳下腺と顎下腺に$^{99m}$TcO$_4^-$は集積し，その後のレモン刺激により集積した$^{99m}$TcO$_4^-$は唾液とともに排泄される．一方，シェーグレン症候群患者の場合には，耳下腺と顎下腺への$^{99m}$TcO$_4^-$の集積は著しく低下し，レモン刺激による変化もほとんどみられない．

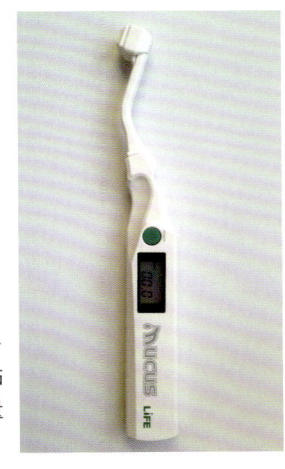

図2-28　口腔水分計「ムーカス」（ライフ）．舌背や頬粘膜に押し当てて同部の水分量を測定する新しい検査機器．

　なお，上記のすべての検査が一般歯科臨床で可能なわけではないので，必要に応じて専門診療科がある大学病院などへ対診すべきである．また，後期高齢者などでは，唾液分泌量の測定すらも困難な場合が少なくない．最近では，より簡便な検査が求められており，口腔粘膜の水分量を測定する口腔水分計が開発された（**図2-28**）．今後は，どのような場合でも実施でき，的確に診断できる検査体系を確立しないといけない．

## ドライマウスへの対応・経過・予後

　ドライマウスの原因が明らかで，その治療が可能な場合には（例えば，糖尿病，貧血など），その原因疾患に対する治療を行えばドライマウスは改善あるいは治癒する．しかし，シェーグレン症候群，放射線照射，加齢性変化によるドライマウスなどのようにその治療が不可能あるいは容易ではない場合には，口腔の乾燥症状に対する対症療法に終始せざるを得ない．ただし，適切な治療や指導を行えば，唾液分泌量の増加がみられることが多く，その結果，ドライマウスの症状が改善することが十分に期待できる．さらに，舌炎，口角炎，再発性アフタなどのドライマウスに起因する合併症を治し，予防することも可能である．ドライマウスへの対応の詳細については，他項を参照されたい．

### 文　献

1）Fujibayashi T, et al：Revised Japanese criteria for Sjögren's syndrome（1999）: availability and validity. Mod Rheumatol, 14：425-434, 2004.
2）中村誠司：シェーグレン症候群とドライマウス．ドライマウスの臨床（斎藤一郎 監修），9-18，122-127，医歯薬出版，東京，2007.
3）中村誠司：口腔乾燥症．日本歯科評論増刊／最新チェアーサイドで活用する口腔粘膜疾患の診かた（山根源之・草間幹夫 編著），166-169，2007.
4）中村誠司：ドライマウス．やさしいシェーグレン症候群の自己管理（住田孝之 監修），66-73，医薬ジャーナル社，東京，2008.
5）中村誠司：ドライマウスの分類と診断．日口外誌，55(4)：169-176，2009.
6）中村誠司：シェーグレン症候群による口腔乾燥症．特集：口腔乾燥症に悩む患者さんを救う実践的治療（柿木保明 編集），歯科医療，2013年秋号，27：12-19，2013.
7）中村誠司：Sjögren症候群．口腔科学（戸塚靖則，高戸　毅 監修），821-826，朝倉書店，東京，2013.
8）中村誠司：唾液分泌量の測定（第3章　診断手技・手法）．シェーグレン症候群の診断と治療マニュアル（日本シェーグレン症候群学会 編，住田孝之，川上　純 監修）改訂第2版，46-50，診断と治療社，東京，2014.

表3-1　舌痛症（Burning Mouth Syndrome）の特徴

1）痛みの出現部位は一定でなく，舌，口蓋，口唇など口腔粘膜のあらゆる部位に出現し，時に移動する．
2）50〜60代以降の女性に頻発する．
3）食事時には支障ないことが多く，アメ，ガムを口腔内に入れていると痛みが軽減する．
4）日内変動性があり，朝よりも夕方に痛みが増すことが多い．
5）何かに夢中になっている時や睡眠時は痛みを生じないことが多い．
6）約60％で口腔乾燥感や味覚障害を伴う．
7）口腔内に「ベタベタ」した感じや「渋柿の渋が張ったような」感じを訴えることもしばしばある．

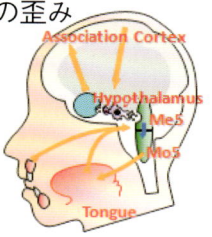

**患者さんの中で，一体何が起こっているのか？**

● 口腔内所見と自覚症状との乖離
→「口腔感覚の認知の歪み」
　● 連合野における情報処理過程の歪み
　　● 思考や記憶など高次脳機能
　● 神経伝達物質レベルの障害
　　● 5-HT, NA, DA, etc

Association Cortex
Hypothalamus
Mes
MoS
Tongue

患者はウソをついているのではなく，脳の中で「そう感じるようなエラー」が生じている

図3-1　歯科心身症の病態仮説．

本症の臨床的特徴を**表3-1**に示す．

　舌痛症には三環系抗うつ薬であるアミトリプチリンが有効であることが古くから知られている[7]．不思議なことに，口渇を引き起こすはずの本剤によって口腔乾燥感が軽減することも多い．

## ■ 患者の訴えをどう捉えるか？

　筆者はこれまでの一連の歯科心身医学的研究から[8, 9]，このような客観的所見と主観的症状の乖離には，これらの患者に特有の「感覚認知の歪み」が潜んでいるのではないか，と考えてきた．さらに本症の病態仮説として，「脳内の神経伝達物質系に関する生化学的異常」と「思考や記憶などに関する大脳皮質連合野における情報処理過程の歪み」という2つの側面を想定してきた(**図3-1**)．

　いわゆる「心因性ドライマウス」患者の問題は，メンタルかどうかという以前に，末梢から高次中枢にまたがる情報伝達系や情報処理機構の障害にある，いわば末端の部品の不具合ではなくコンピューターシステムに問題がある，といえるのではないか．一見奇異に聞こえる患者の訴え，あるいは執拗な治療要求はソフトウェア不調の表現型にすぎない．よって治療においては，訴えの根底にある口腔感覚異常の問題を取り上げる必要がある．

　本症の原因を脳機能の微細なエラーとして捉えようとすれば，「心因」を「認知の歪み」として理解し，病態の中核に位置づけるほうが今後の解明は進めやすい．口腔症状に軸足を置き，脳機能を見据えると，心理機制や性格を持ち込む必然性は少なくなる．

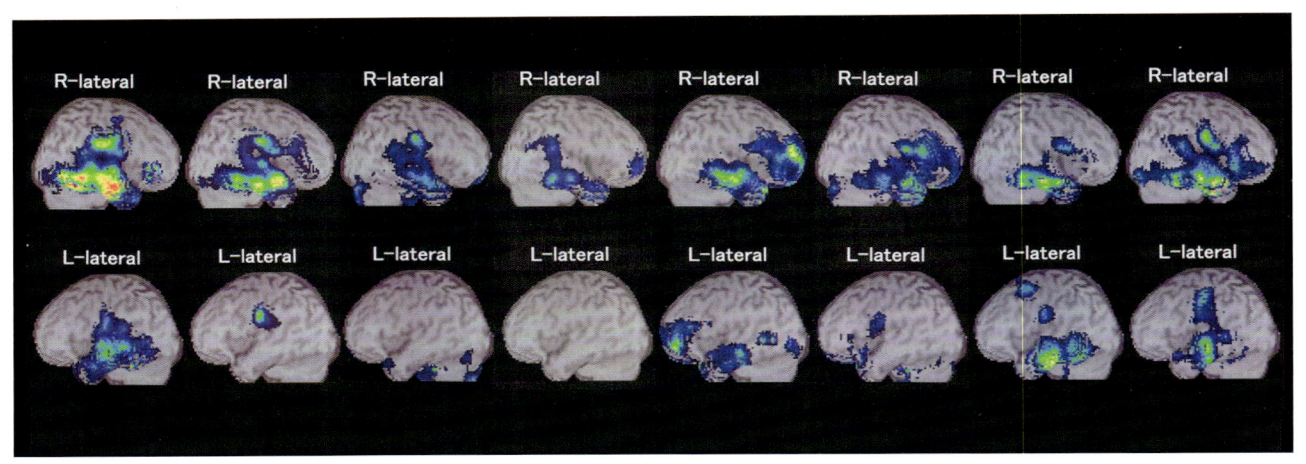

図3-2 「口腔乾燥感」を訴える患者の脳機能画像（e-Zis による脳血流増加マップ）.

## Brain imaging による病態解明

　歯科心身症のような，脳のシステム障害という側面が強い疾患では，神経回路網（ニューラル・ネットワーク）の構造やそれらの接続パターンに病態の本質が潜んでいることは間違いないであろう[10, 11].

　近年，Positron Emission Tomography（PET：陽電子放射断層撮影）や functional Magnetic Resonance Imaging（fMRI：機能的磁気共鳴画像）など，生きたままの人間の脳活動を画像化する手法が発達してきた[12].

　われわれは唾液分泌は十分なのに「口腔内がネバネバ，ベタベタする」といった訴えが続く患者に，Single photon emission computed tomography（SPECT：単一光子放射断層撮影）による脳機能画像研究を行った．その結果，健常者と比較して，患者群では前頭葉や側頭葉などにおける右優位の脳血流左右差が認められることが明らかとなった（**図3-2**）[13].　しかも，この脳血流パターンは，うつ病や統合失調症とは様相を異にすることも示唆された[16].　口腔内所見に異常がなくても，患者の訴えを裏付ける脳機能のアンバランスが存在するわけである.

　すなわち本症患者は，単に"精神を病んでいる"とか"ウソをついている"のではなく，"real"な体験をしている，脳の中で「そう感じるようなエラー」が生じている，といえる.

## 症例提示（図3-3）

患者：50代，主婦

主訴：口腔乾燥，舌のヒリヒリした痛み，歯痛，歯の治療が上手くいかない

家族歴：特記事項なし

既往歴：高血圧症，シェーグレン症候群（Sjögren Syndrome），リウマチ性多発筋痛

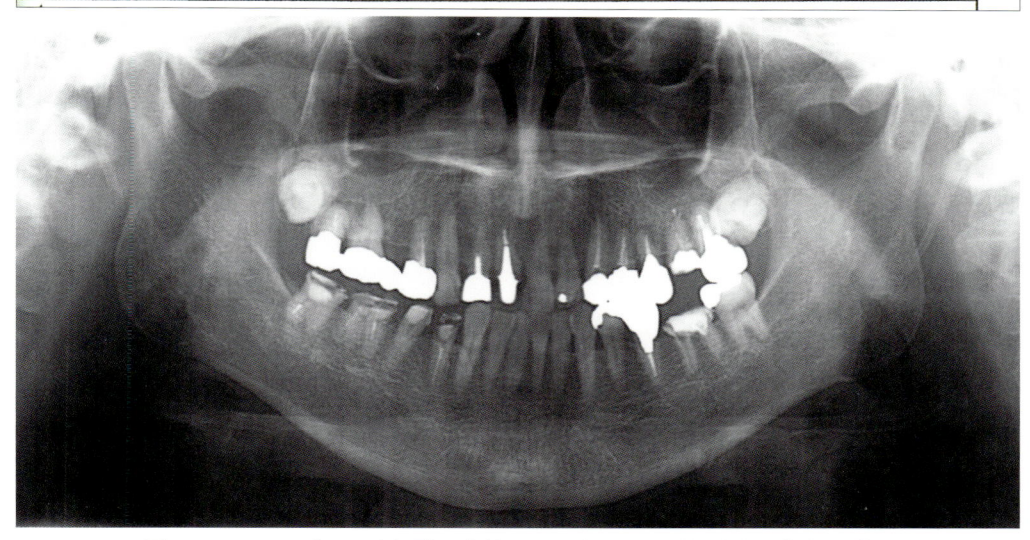

| 1　現在の症状（お困りのこと）について残らずお書きください。 |
| --- |
| 日シェーグレン症候群でだ液が出ない。急に歯が次々と悪くなり、何ヶ所も治療が進まず、痛くて、食事もちゃんとできない。舌の両側が治療中の歯にあたるために舌に口内炎ができて治らず。ひりひりする。あまりにひどいので治療してくれる歯科がない。 |
| 2　病気が始まったとき（頃）何か変わったことがありましたら、教えてください。 |
| かみ合わせが元々良くなかったのが、次々と歯を治療していく内にさらに悪くなり、あごも痛むようになった。ドライマウスがいっそうひどくなった。 |

図3-3　シェーグレン症候群に合併した舌痛症．器質的疾患の存在が「歯科心身症」を否定するとは限らない．

症，バセドー氏病

**現病歴**：約1年前に6 のう蝕治療を受けた後から歯痛が続くようになった．多数の歯科医院を転々とし，さまざまな処置を受けるも，舌痛や口腔乾燥なども加わり，むしろ症状は拡大悪化した．方々の歯科で「うちでは無理」と拒絶されたという．4年前より受診している膠原病内科の主治医からは「シェーグレン症候群は安定している」との由で当科紹介され受診した．

**現症**：口腔内は湿潤しており，唾液分泌量はサクソンテストで4 mL/2min であった．舌に器質的異常は認められず，食事摂取は可能であった．多数の治療途中の歯を認めたが，その他に訴えを説明できる異常所見は認められなかった．なお，手足のしびれに対して処方されているプレガバリンは口腔内の痛みには無効であったという．

**治療および経過**：入念な診察後，舌痛症という病気であり，抗うつ薬で快復が見込めると説明するも，患者本人は「歯の治療を受けてから悪くなった．早く歯を治さないと食事もできない」と流涙しながら訴えた．付き添った夫は困り果てたという態度であった．

　「まずはその痛みを何とかしないと歯の治療も進まないので」と説得し，アミトリプチリン10mg を処方した．しかし，1週間後，患者は「薬を飲むともっと口が

渇いて痛くてたまらない．1回しか飲めなかった．私はうつ病でもないのに，どうしてこういう薬を飲まないといけないのか！」と泣きながら歯の処置を切望した．再度，情理を尽くして「うつではなく口の痛みのために必要」だと説明し，処方変更することでようやく同意を得た．

　アリピプラゾール1.5mgとミルタザピン15mgに変更したところ，特に副作用もなく約2，3週間で痛みや口腔乾燥感は劇的に改善した．外来で感情的になることもなくなり，歯科治療を再開したが特に問題なく，「もうあんな目に遭うのは御免です」と笑顔で語る．その後も良好な経過が得られている．

## 臨床現場では，どう対処するか？

　前述のように本症患者の口腔症状に軸足を置き，脳機能を見据えると，ドライマウス診療に患者の心理機制や性格などを持ち込む必然性は少ない．むしろ臨床的には，治療者側が抱く「心理的なもの」という先入観が反治療的に作用する場合が少なくない．

　まずは患者の訴えを受容したうえで，丁寧な口腔内診察を行い，きちんと名前のついた病気であると説明する．さらに"もう一歩踏み込んだ治療を"ということになれば，セロトニンやノルアドレナリンなど脳内神経伝達物質を調整する薬剤の処方が必要となる．近年は，ドパミンD2受容体パーシャルアゴニスト（アリピプラゾール）が有効とする報告もある[14]．

　抗うつ薬は，抗菌薬や消炎鎮痛薬のような一律な効き方はしない．効果発現の個人差や特有の副作用などを勘案しながら薬剤選択や用量確定をしていく必要がある．導入時に「精神的なものと思われた」などといった誤解を排除することと，副作用出現時の患者や家族へのきめ細かい対応が治療のキモとなる．

---

### 歯科診療所における抗うつ薬の処方について

　法的には歯科医師が「歯科領域の疾患」を治療する際には，保険・自費診療に関わらず治療手段には制限はない．よって歯科医療において「歯科医師が使用してはいけないクスリ」などというものは存在しない．歯科医師であれば，一般開業医でも病院勤務医でも，この原則に変わりはない．

　なお「保険適応の範囲」は，あくまでも保険診療行為を審査する人間の判断であって，建前と裏腹に地域差が歴然と存在するのが実情である．逆に「保険適応だから適切な処方」とは限らない場合も多々散見される．

　口腔がんに抗がん剤を適用する場合と同様で，文中の処方に関しては自らの技量や施設の状況などを各自ご判断の上，「学術的に誤りなく」臨床現場の使用をお考えいただきたい．

## 患者への対応上の注意

　患者は口腔内の愁訴をもって歯科を受診する．すなわち，『患者は「器質的な問題」と考えている』ということに少し配慮が必要である．先入観を含んだ対応は，本当に心因性のものかどうかという問題以前に「診察の態度が悪い」というレベルで医師―患者関係を損ねてしまうからである．多くの医事紛争が医療の内容よりも，その提供のされ方に患者が憤りを感じたことに端を発する．患者が精神疾患を患っていようがいまいが，最初の対応はきわめて重要である．

　結局，臨床の現場で患者に伝わっているものは何であろうか？　それは，その患者のためにかけた時間，一所懸命さ，丁寧さ，などであり，実は筋の通った科学的，合理的説明ではない．それらの evidence level がいかに高かろうと，当の患者本人にとっては全く合理的説明とはならないからである．「この先生はどのくらい私の困っている症状を心配してくれているか？」「真剣に対応してくれているか？」を患者はいつも気にしている[15]．

　診察室では納得したかに見えた患者でも，帰宅してしばらくするとさまざまな猜疑心に捉われることも稀ではない．歯科心身症の診療では，何度も丁寧な対応が求められることもある．面倒な作業ではあるが，治った患者をみると報われることも多い．

　ドライマウス診療では，歯だけ診るのではなく，脳機能と「こころ」を見据えて的確な対処ができる歯科医師が求められる．部品の修理では対応できず，コンピューターソフトの調整への業務転換が求められる時代になっている．

　本来，医療というものは患者のために存在するものであり，器質的障害の有無を問わず，患者の身体的悩みを解決するのが真の医療の目的である．保険の制約下でなくても良い医療を受けたいという患者は少なくない．今後ますます「こころも診れる歯科医師」へのニーズが高まっていくものと思われる．

### 文　　献

1）篠原正徳：ドライマウス治療の実際．ドライマウスの臨床（斎藤一郎　監修），106-121，医歯薬出版，東京，2007.
2）中川洋一：ドライマウスの臨床―ドライマウス外来での対処．日口外誌，55：11-18，2009.
3）日本口腔粘膜学会用語・分類検討委員会作成：口腔乾燥症（ドライマウス）の分類―日本口腔粘膜学会案．日口粘膜誌，14(2)：87-88，2008.
4）野口正行：身体表現性障害―診療上の諸注意とその診断分類の問題点．精神科治療学，23(1)：41-46，2008.
5）Patton LL, et al：Management of burning mouth syndrome：systematic review and management recommendations. Oral Surg Oral Med Oral Path Oral Radiol Endod, 103(suppl 1)：S39.e1-S39.e13, 2007.
6）豊福　明：“歯科心身症”としての舌痛症．日歯心身，21：43-48，2006.
7）都　温彦：心身医学的アプローチによる舌疼痛症治療への方向付け．歯界展望，43：1037-1042，1974.
8）豊福　明：いわゆる口腔心身症の入院治療についての臨床的研究―治療技法の検討と病態仮説の構築について．日歯心身，15：41-71，2000.
9）豊福　明，梅本丈二ほか：歯科心身症の入院治療とその遠隔成績について．日歯心身，19：37-42，2004.
10）クリストフ・コッホ：意識の探求―神経科学からのアプローチ（下）．555-578，岩波書店，東京，2006.

11）ジェラルド・M・エーデルマン：脳は空より広いか──「私」という現象を考える. 120-136, 草思社, 東京, 2006.

12）松田博史：PET, SPECT. 精神疾患と脳画像（福田正人 責任編集）, 34-44, 中山書店, 東京, 2008.

13）Umezaki Y, Katagiri A, Watanabe M, Takenoshita M, Sakuma T, Sako E, Sato Y, Toriihara A, Uezato A, Shibuya H, Nishikawa T, Motomura H, Toyofuku A：Brain perfusion asymmetry in patients with oral somatic delusions. Eur Arch of Psychiatry Clin Neurosci, 263(4)：315-323, 2013.

14）片桐綾乃, 梅崎陽二朗, 渡邉素子, 竹之下美穂, 佐藤佑介, 豊福　明：アリピプラゾールが奏功した口腔乾燥症（口腔セネストパチー）の2例. 日歯心身, 28：26-29, 2013.

15）豊福　明：神経性ドライマウスの捉え方と対処法. 日口外誌, 55(4)：163-168, 2009.

16）Watanabe M, Umezaki Y, Miura A, Shinohara Y, Yoshikawa T, Sakuma T, Shitano C, Katagiri A, Takenoshita M, Toriihara A, Uezato A, Nishikawa T, Motomura H, Toyofuku A：Comparison of cerebral blood flow in oral somatic delusion in patients with and without a history of depression：a comparative case series. BMC Psychiatry, 15：42, 2015.

# IV

# 口腔乾燥症の歯科的対応
## —口腔乾燥に対してどのような歯科的対応が必要になるのか—

中川洋一

## 対処の概要

### 1．原因療法

　糖尿病，腎臓病，脱水症など原因疾患の治療，薬物の変更や減量，これらは唾液腺機能障害に対する医科における原因療法である．

　唾液分泌低下の原因の1つに咀嚼機能の衰えがある．咀嚼しないと唾液分泌量が減る．咬合回復による咀嚼力の向上は，歯科における原因療法である（**図4-1**）．

### 2．対症療法

　唾液腺機能障害の治療の基本は原因の究明とその除去だが，必ずしも特定できるとも限らないし，原因が複合的な場合も少なくない．原因が特定できない，あるいは原因が除去できない場合は，対症療法を行う（**図4-1**）．唾液分泌促進薬（コリン作動薬），人工唾液，含嗽薬，口腔ケア用品（いわゆる保湿剤）による粘膜の保湿，部屋の保湿などである．ドライマウス診療では対症療法が大きなウエイトを占める．

### 3．口腔乾燥に継発する病変への対処

　唾液分泌低下のため二次的に生じる合併症として，上行性化膿性唾液腺炎，口腔カンジダ症，舌炎，口唇炎，味覚障害，嚥下障害，発音障害などがある．う蝕や歯周病のリスクファクターでもある（**図4-1**）．また，舌痛症が併存することもある．これらの疾患への対処も歯科の範疇である．

## 口腔乾燥症の診察・診断

### 1．診察の手順

　問診，常用薬の確認，唾液分泌検査，粘膜水分量測定は一般の歯科診療所でも可能だが，なかには専門的な技術や設備が必要な検査もある．シェーグレン症候群（Sjögren Syndrome）の検査項目に，口唇生検，血液検査，唾液腺造影，シンチグ

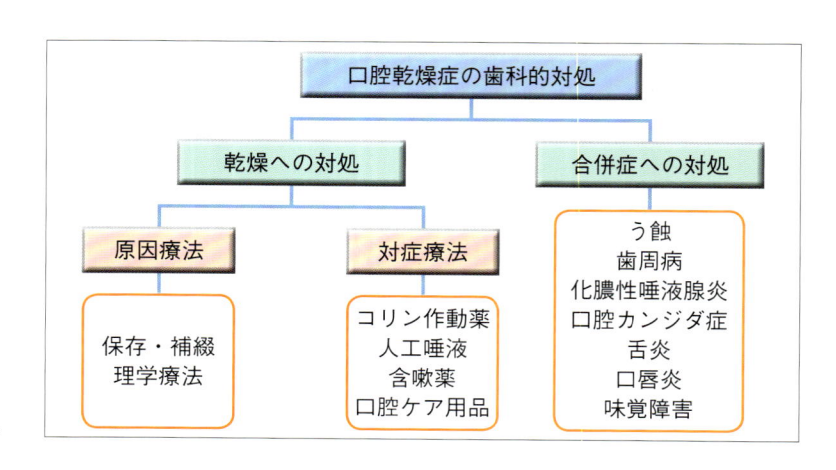

図4-1　口腔乾燥症の歯科的対処の概要.

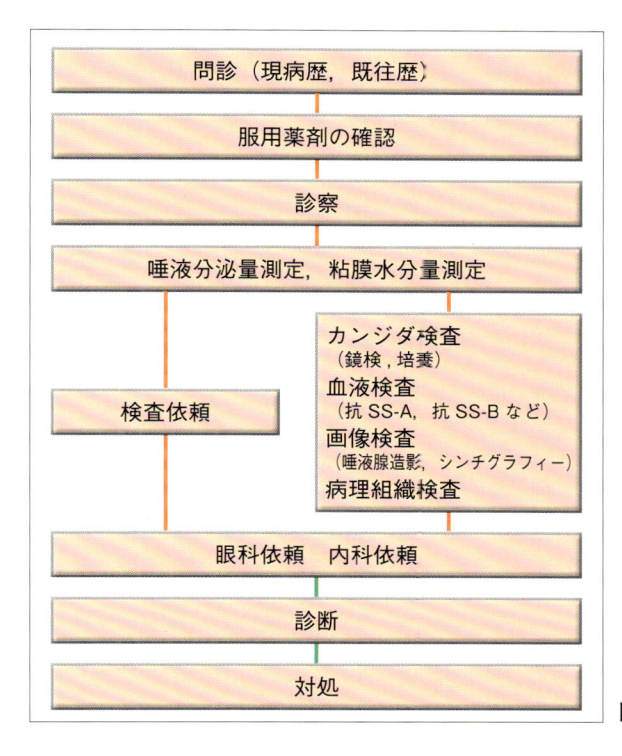

図4-2 ドライマウス診療の手順.

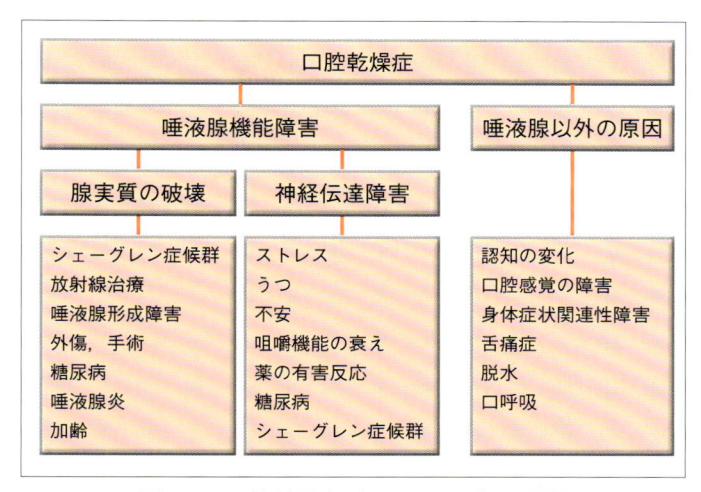

図4-3 口腔乾燥症（Xerostomia）の原因.

ラフィー，眼検査がある（**図4-2**）．これらの検査は，唾液腺の障害を把握できる．原因が唾液腺自体にあるのか，それとも唾液腺を刺激する自律神経に問題があるのか，これを推定するうえで検査は重要である．

## 2．口腔乾燥症の原因

口腔乾燥症（Xerostomia）は口腔乾燥の自覚症状を表す用語であるが，口の乾きを訴え，その援助を求めて医療機関を受診した場合に口腔乾燥症と診断する[1]．

唾液腺機能障害とは唾液分泌量の減少や唾液の質が変化することであり，その原因は，腺実質の破壊か，唾液分泌を促す自律神経の機能障害のどちらかである．

口腔乾燥感は，唾液分泌が減少して乾燥している場合に生じるのが一般的だが，唾液腺機能障害がなく，認知の変化や口腔感覚の障害，脱水，口呼吸が原因となることが少なくない（**図4-3**）．これらは唾液腺以外の原因によるものである．口腔感覚の障害では，症状として乾きの他に，ネバネバ感，味覚異常などを訴えることが少なくない．また，舌痛症の部分症状として乾燥感が生じることもある．脱水や腎障害では体液の変化による口渇（のどの渇き）が出現する．

## 3．口腔乾燥症患者の自覚症状

口腔乾燥症患者の主訴は多彩である（**図4-4**）．乾き以外に疼痛や味覚異常を伴うことが少なくない．特に疼痛はドライマウス患者の7割が有しており，疼痛への対処はドライマウス診療において重要である．

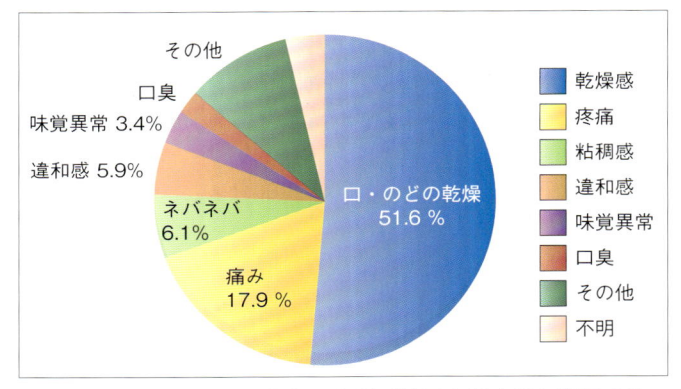

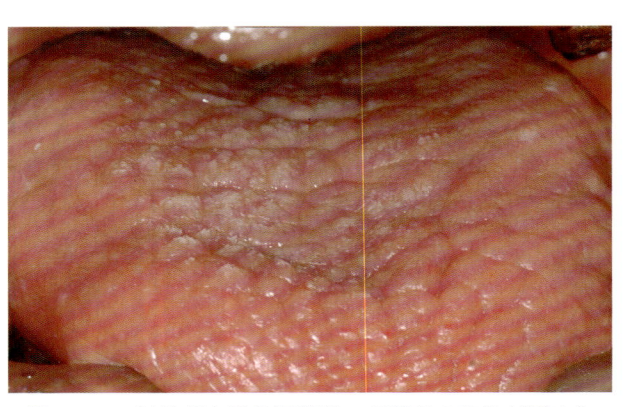

図4-4　ドライマウス患者の主訴（鶴見大学歯学部附属病院ドライマウス外来の2002〜2013年における5,000人の調査）.

図4-5　口腔乾燥と舌乳頭萎縮. 分葉状の変化が認められる.

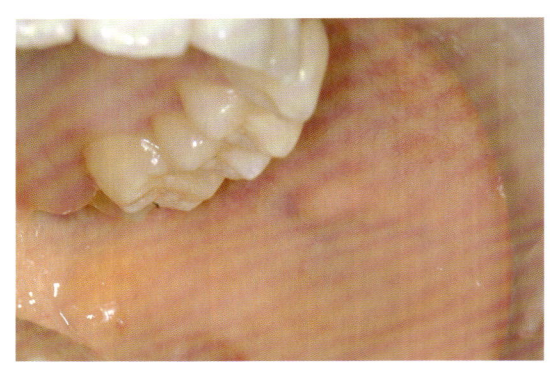

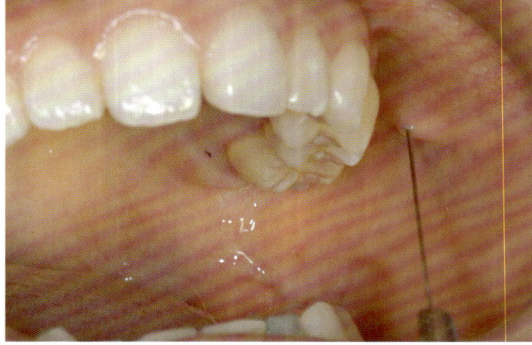

図4-6　耳下腺乳頭. 正常な状態で, 隆起を認める.

図4-7　耳下腺開口部. ブジーを挿入して開口部を確認したところ.

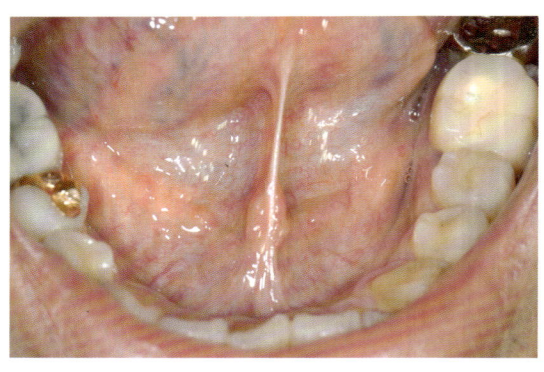

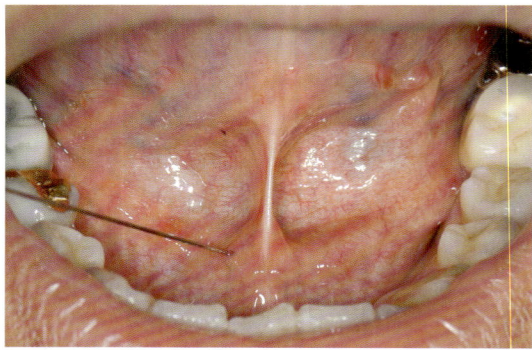

図4-8　正常な舌下小丘と舌下ヒダ.

図4-9　顎下腺開口部. ブジーを挿入して開口部を確認したところ.

## 4．口腔の乾燥所見

　口腔粘膜表面を覆っている唾液が減少すると, 口腔粘膜表面が乾燥する（**図4-5**）. 唾液腺の開口部では（**図4-6〜図4-9**）, 通常は耳下腺や顎下腺を皮膚側から圧迫すると, 唾液流出が確認できる. 唾液分泌が減少すると, 開口部からの流出が認められなくなる. 口腔乾燥が進行した例では, 耳下腺乳頭や舌下小丘の隆起が不明瞭となり, 開口部が見つけにくくなる. また, 舌下腺が存在する舌下ヒダの萎縮性変化も生じる. そのほかに, 粘膜の発赤や舌乳頭萎縮がしばしばみられる（**図4-10**）[2]. 正常な口唇は, 唾液によって潤っている. 唾液量が減少すると口唇乾燥と口唇炎が生じやすい（**図4-11**）.

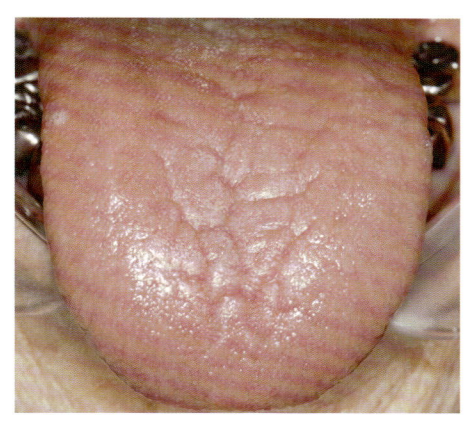
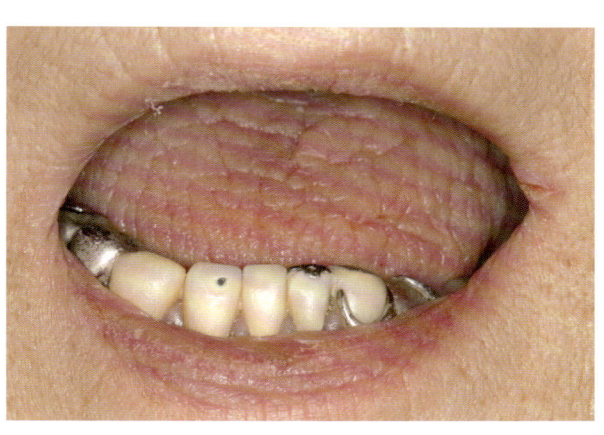

**図4-10**　舌乳頭萎縮．舌背の発赤と舌背表面の薄い白苔の付着．

**図4-11**　口腔乾燥に伴う口唇の乾燥と口唇炎．

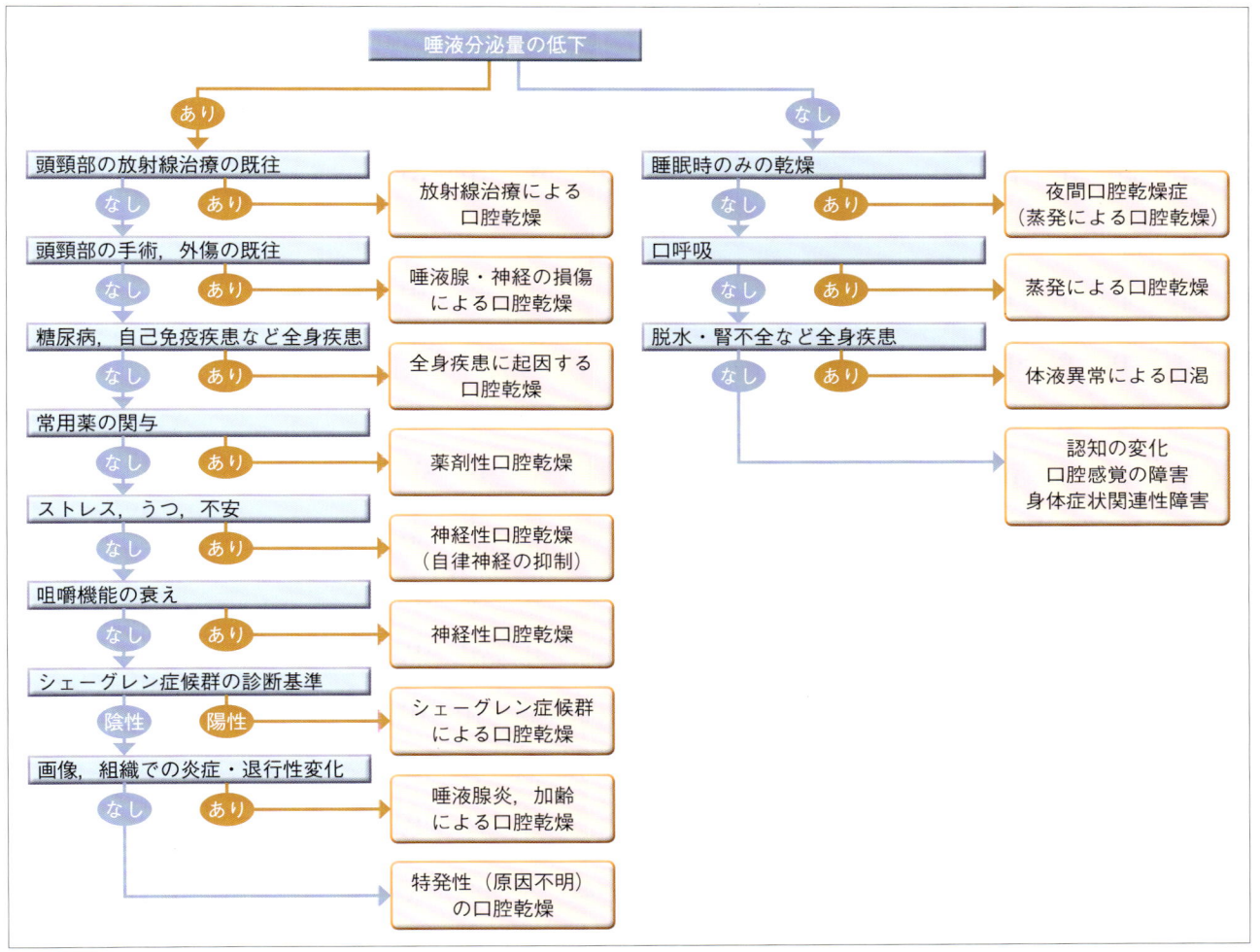

**図4-12**　口腔乾燥症の診断手順．

## 5．診断の手順

　現病歴，既往歴，常用薬，検査結果から口腔乾燥症の原因事項を推定する．検査が侵襲的で患者の同意を得られないことがあるなどの問題点も少なくないため，問診で推定しながら，必要に応じて検査を行っていく（**図4-12**）．設備のない施設では行えない検査項目があるため，医療連携が必要となる．

## 唾液分泌低下への歯科での原因療法

### 1. 歯科治療

歯が欠損して嚙む回数が少なくなると，咀嚼機能が衰え，唾液分泌量が減少する．適合の良い義歯を新製すると唾液分泌量が上昇する[3]．よく嚙める良い補綴物を装着することはドライマウス治療では必須である（**図4-13**）.

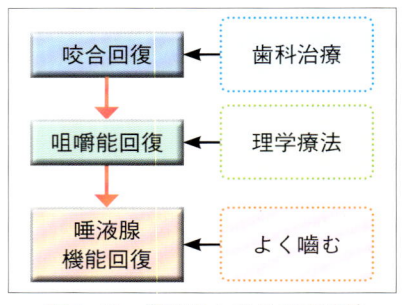

図4-13 歯科における原因療法.

### 2. 理学療法

咀嚼機能の衰えに起因する唾液腺機能低下の賦活には理学療法を行う（**図4-13**）．開閉口運動や下顎の側方運動に加え，表情筋を動かす．このことは，唾液分泌機能回復とともに口唇閉鎖による水分蒸発予防効果において有益だといわれている．食事，ガム，ワックスなどによる咀嚼刺激，甘味や酸味による味覚刺激は唾液腺機能賦活効果が期待できる．普通の固さの食物をよく咀嚼して摂取するという指導を忘れてはならない．

## 唾液分泌低下への歯科での対症療法

### 1. 唾液分泌促進薬（コリン作動薬）

唾液の水分は主に副交感神経刺激，タンパクは主に交感神経刺激で分泌される．唾液分泌量を増加させようという考えから，唾液腺の副交感神経を刺激するコリン作動薬が用いられている．コリン作動薬の唾液分泌刺激効果は，投与時の一時的なものだけではなく，長期間継続して投与した時点での唾液分泌量の増加が認められている[4]．

保険診療での投薬に際して，シェーグレン症候群や頭頸部の放射線治療に伴う口腔乾燥症状の診断名が必要である．シェーグレン症候群は，診断基準に合致した確定診断例のほか，臨床診断例に対して処方されることも少なくない．1日3回投与となっている投与量を，はじめからこの量で投与すると副作用発現率が高くなる．最初1日1回から開始し，効果と副作用をみながら漸増する投与法は，副作用が出にくい．コリン作動薬の服用は長期にわたる．原則的に服用期間に制限はない．

#### 1）セビメリン塩酸塩水和物（サリグレン® カプセル30mg，エボザック® カプセル30mg）

セビメリン塩酸塩は，主にムスカリン受容体のM3を刺激するコリン作動薬で，血中濃度の特性から，効果持続時間は比較的長い（**図4-14**）．投与禁忌は，重篤な虚血性心疾患，気管支喘息，慢性閉塞性肺疾患，消化器，膀胱頸部の閉塞，てんかん，パーキンソニズムまたはパーキンソン病，虹彩炎などのある患者である．副作用は，消

サリグレン® カプセル30mg
　3カプセル　分3　毎食後服用　28日分
エボザック® カプセル30mg
　3カプセル　分3　毎食後服用　28日分
サラジェン® 錠5mg
　3錠　分3　毎食後服用　28日分
ツムラ五苓散エキス顆粒（医療用）
　7.5g　分3　毎食前服用　28日分
ツムラ白虎加人参湯エキス顆粒（医療用）
　9g　分3　毎食前服用　28日分
サリベート® エアゾール50g
　1缶　1日4回噴霧（1回に1秒，口腔内に噴霧）

図4-14　口腔乾燥に対する処方例.

表4-1　保湿方法と口腔ケア用品

1．人工唾液（サリベート® エアゾール）
2．口腔ケア用品（いわゆる保湿剤）
　1）ジェルタイプ
　2）洗口液タイプ
　3）スプレータイプ

化器障害，皮膚・皮膚付属器障害（多汗など），泌尿器系障害（頻尿など），頭痛であり，消化器症状の出現率が比較的高い．副作用発現時期は比較的早く，多くは1週間以内で，全副作用のうち約7割が4週目までに発現している．

### 2）ピロカルピン塩酸塩（サラジェン® 錠5mg，サラジェン® 顆粒0.5%）

ピロカルピン塩酸塩は，シェーグレン症候群と頭頸部の放射線治療に伴う口腔乾燥症状に適応がある（**図4-14**）．本剤の効果と副作用はセビメリン塩酸塩と類似している．セビメリン塩酸塩に比較してM3受容体への特異性が高くないが，服用後の血中濃度の上昇が早いこと，半減期が短いことなどの相違点がある．この特性からみると，短時間に多量の唾液分泌が促されるものと推察される．投与禁忌と副作用はセビメリン塩酸塩と類似するものである．副作用として多汗が多くみられるが，この副作用を軽減するため1回投与量を減らし，半量（2.5mg）1日4回投与の試みがなされている[5]．2014年12月にサラジェン® 顆粒0.5%が発売され，服薬方法の応用が広がった．

### 2．漢方薬

現時点で，口渇や口腔乾燥症に対して保険診療で処方可能な漢方薬は，白虎加人参湯と五苓散である．報告例が少ないため，その効果は必ずしも明確ではないが，コリン作動薬が使用できない場合の薬剤としてはこの2剤のみとなる．シェーグレン症候群と診断されていない口腔乾燥症にも処方できる（**図4-14**）．

### 3．口腔粘膜の保湿と保護

処方薬として人工唾液（サリベート® エアゾール）がある（**図4-14**）．このほかに口腔ケア用品（いわゆる保湿剤）が市販されている（**表4-1**）．これらは自覚症状の乾燥感を改善させる以外に，粘膜を保護して解剖学的バリヤーを強固にするという役目もある．唾液分泌低下の程度が大きい場合はジェルタイプが効果的である．ジェル

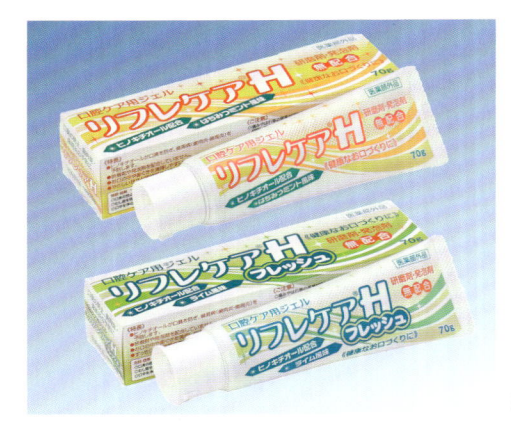

表4-2　唾液の蒸発への対処

| 方　法 | | 製　品 |
|---|---|---|
| 保　湿 | マスク装着<br>部屋の加湿 | 加湿フィルター付マスク（ぬれマスクなど）<br>加湿器，保湿器 |
| 蒸発防止 | 口唇閉鎖<br>保湿用口腔装置 | 夜間口呼吸防止テープ（ネルネルなど）<br>マウスピース |

図4-15　口腔ケア用ジェルの1例.

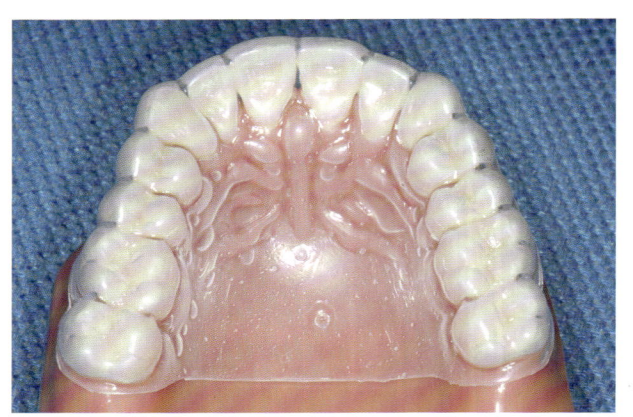

図4-16　乾燥防止用のマウスピース.

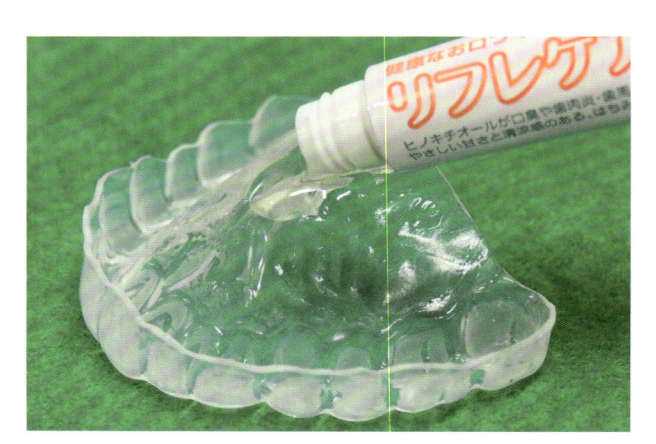

図4-17　マウスピースに口腔ケア用ジェルを併用.

を粘膜にすり込む方法は，唾液反射を促す効果も期待できる．口腔ケア用ジェルには，食品や口腔化粧品に分類されるもののほか，リフレケア®Hのような抗菌効果，抗真菌効果を有する医薬部外品に分類されるものもある（**図4-15**）．口腔ケア用品は剤型や味の好み，使用するシチュエーションによって選択される．外出先ではスプレーのほうが便利である．

## 蒸発への歯科での対処

### 1．マウスピース（保湿用口腔装置）

　　昼間は自覚がないのに夜間のみ自覚するという例も少なくない．これを夜間口腔乾燥症と呼ぶ．その対処法の1つにマウスピース（ナイトガード）がある（**表4-2**）．このマウスピースは上顎に装着する（**図4-16**）．口蓋部分を覆うのが特徴で，口蓋からの唾液の蒸発を予防し乾燥感を和らげる効果が期待できる．この装置の使用によって「口腔乾燥感」「口渇」「灼熱感」などの自覚症状が著明に改善する[6]．

　　この装置は唾液分泌低下患者に対しても有用である．昼間使用することも可能であり，また必要に応じて，口腔ケア用ジェルを併用することが可能なため，重症な唾液分泌低下患者にとっても有用な保湿装置といえる（**図17**）．

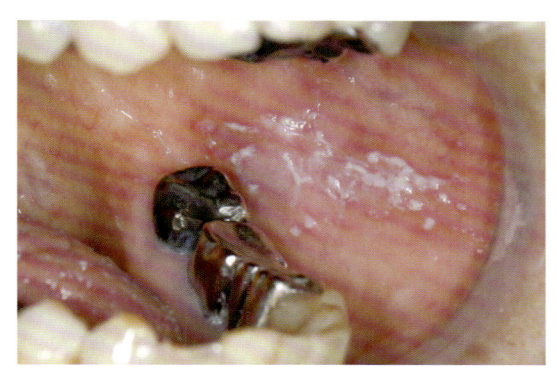

図4-18 偽膜性カンジダ症（頬粘膜）.

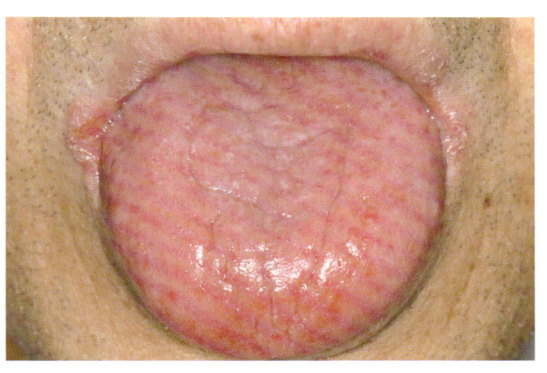

図4-19 紅斑性カンジダ症.

表4-3 口腔灼熱感・ピリピリ感の原因

| 局所的要因 | 全身的要因 |
| --- | --- |
| 口腔扁平苔癬 | 心身症 |
| 口腔カンジダ症 | 心気症 |
| 義歯のトラブル | 不安，うつ |
| 地図状舌 | 癌恐怖症 |
| 舌痛症 | 欠乏症（鉄，ビタミン$B_{12}$，葉酸） |

### 2．鼻呼吸の習慣

鼻の病変で口呼吸になっている場合は耳鼻科での対処が必要であるが，なかには習慣的に口呼吸になっている患者がいる．この場合は口唇を軽く閉鎖し鼻からの呼吸の習慣づけを行う．これによって口腔からの水分蒸発予防効果が期待できる．

## 唾液分泌低下の合併症への対処

### 1．疼痛と味覚異常

唾液腺機能障害患者は口腔乾燥感以外に，疼痛，味覚異常などの症状を伴うことが多く，それらが主訴となることもある（**図4-4**）．唾液腺機能障害が口腔カンジダ症や味覚障害のリスクファクターとなっている．

### 2．口腔カンジダ症

#### 1）口腔カンジダ症の病態

口腔乾燥にはしばしばカンジダ症を合併する．口腔カンジダ症は，*Candida* による日和見感染であり，主な病型として偽膜性カンジダ症（**図4-18**），紅斑性カンジダ症（**図4-19**），肥厚性カンジダ症がある[7, 8]．そのうち唾液腺機能障害で多いのは，紅斑性カンジダ症であり，口腔粘膜の発赤，舌乳頭萎縮や平滑舌を主な徴候とする．唾液分泌機能障害で，自覚症状として疼痛，灼熱感・ピリピリ感がある場合は，まず口腔カンジダ症を疑う（**表4-3**）．

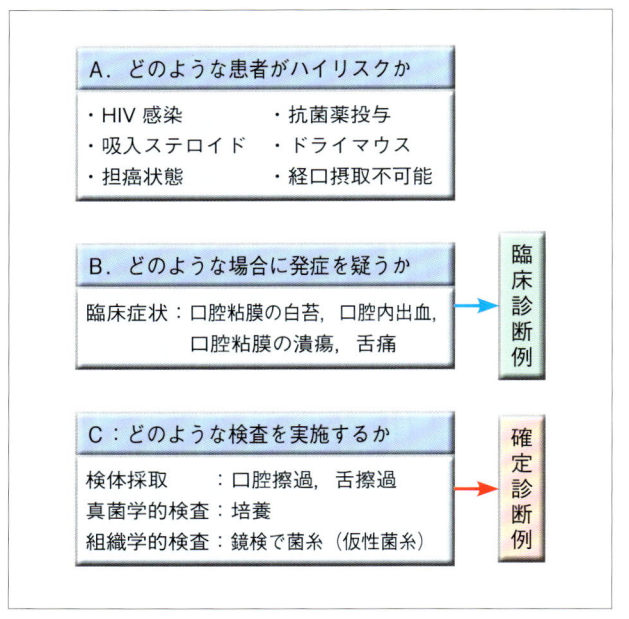

**図4-20** 口腔カンジダ症の診断（『深在性真菌症の診断・治療ガイドライン2007』[9]より引用改変）.

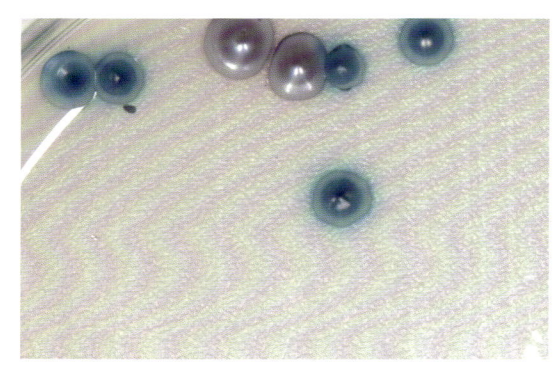

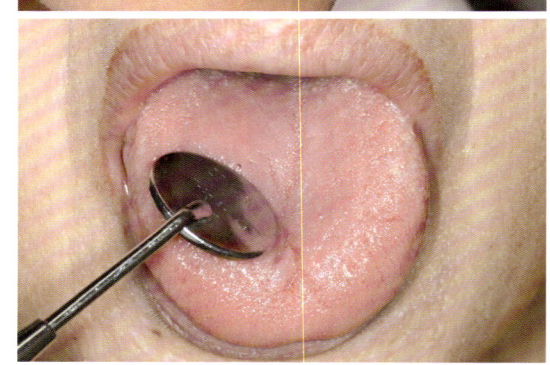

**図4-21** カンジダ検査のためのサンプリング．綿棒やデンタルミラーで病変部を擦過し検体を採取．

**図4-22** カンジダ培養検査．クロモアガー培地で形成された*Candida*のコロニー．

## 2）口腔カンジダ症の診断

　口腔カンジダ症は，臨床所見から臨床診断を行う（**図4-20**）．確定診断は，病変から採取したサンプルのカンジダ培養検査（**図4-21**・**図4-22**）や塗抹鏡検（**図4-23**〜**図4-25**）による[9]．培養検査，塗抹鏡検とも保険診療で行える（これらの検査に施設基準等はなく，歯科医院でも行える）．培養検査は外部委託も可能である．*Candida*は口腔常在菌なので，培養によって*Candida*を検出しても，それが起炎菌となっているかどうか判断できないため，鏡検での菌糸の確認は有用である（**図4-26**）[10]．*C. albicans*は酵母と菌糸の二形性をとるが，菌糸形で病原性を表すからである．鏡検が行えない環境では確定診断を得るのは難しい．その場合は診断を依頼するか，あるいは臨床診断によってエンピリック治療*を行う（**図4-27**）．

　口腔扁平苔癬に，二次的に*Candida*が付着・増殖して口腔カンジダ症を合併することがある（**図4-28**・**図4-29**）．基本的にカンジダ症には副腎皮質ステロイド薬は禁忌なので，治療に際して口腔扁平苔癬は鑑別を要する疾患といえる[10]．

＊**エンピリック治療**（empiric therapy）：感染症において病原体が不明な場合でも，経験的に効果が期待できる抗菌薬で治療を開始すること．経験的治療．

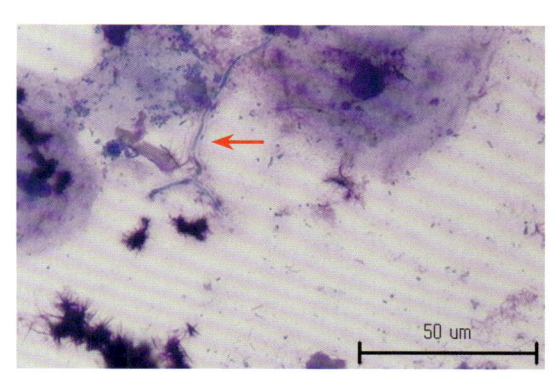

図4-23　顕微鏡検査による *Candida* 菌体の観察. Giemsa（ギムザ）染色の光学顕微鏡による観察（Okamoto ら[11]）より引用）.

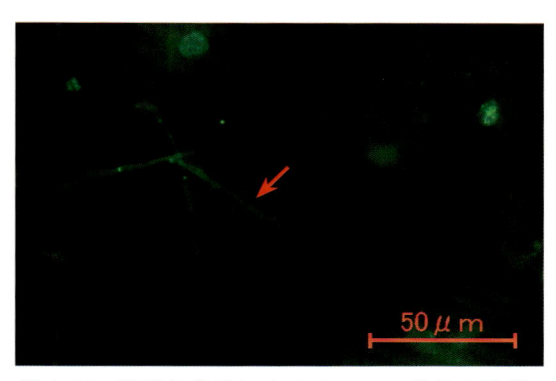

図4-24　顕微鏡検査による *Candida* 菌体の観察. 塗抹標本のファンギフローラY染色の蛍光顕微鏡による観察（Okamoto ら[11]）より引用）.

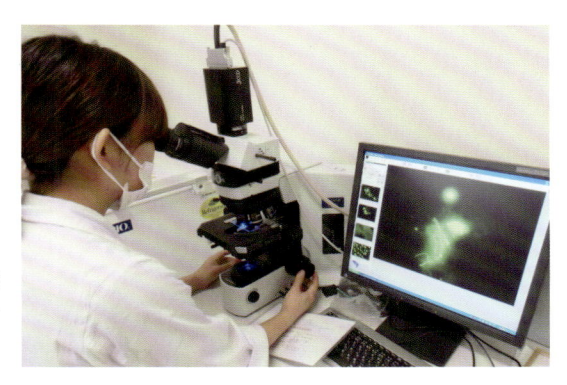

図4-25　蛍光染色を観察するための顕微鏡. 蛍光モジュール Lumin™（LW Scientific，輸入元：セントラル化学貿易）を組み込んだ光学顕微鏡.

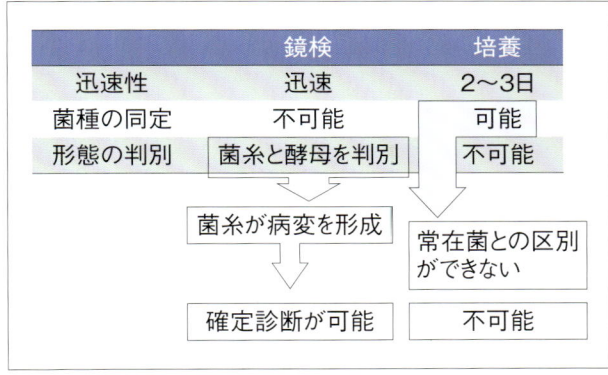

| | 鏡検 | 培養 |
|---|---|---|
| 迅速性 | 迅速 | 2〜3日 |
| 菌種の同定 | 不可能 | 可能 |
| 形態の判別 | 菌糸と酵母を判別 | 不可能 |

菌糸が病変を形成 → 確定診断が可能

常在菌との区別ができない → 不可能

図4-26　鏡検と培養の検査の特徴.

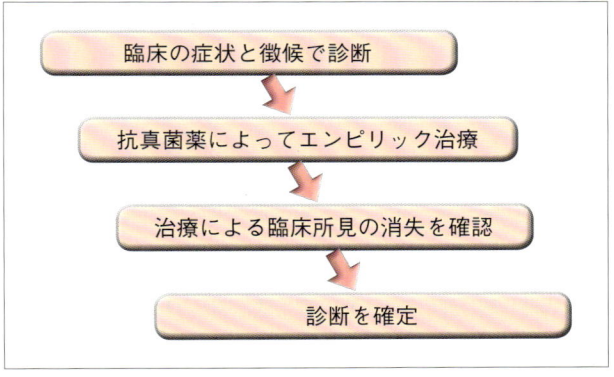

臨床の症状と徴候で診断 → 抗真菌薬によってエンピリック治療 → 治療による臨床所見の消失を確認 → 診断を確定

図4-27　口腔カンジダ症の臨床診断.

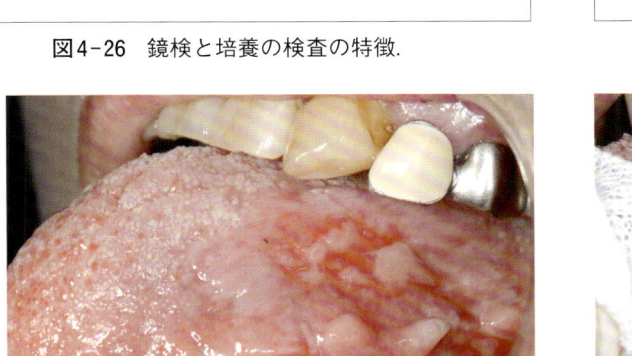

図4-28　口腔扁平苔癬への口腔カンジダ症の合併例. 治療前の状態（中川ら[10]）より引用）.

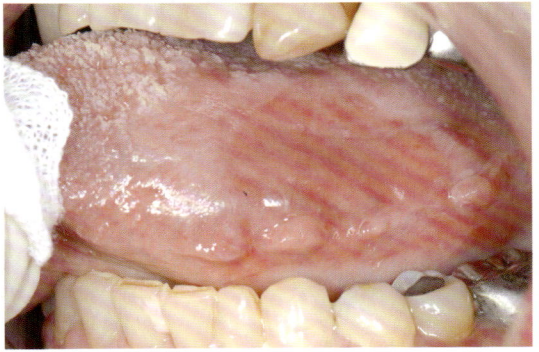

図4-29　口腔扁平苔癬への口腔カンジダ症の合併例. 抗真菌薬によって口腔カンジダ症が消失した状態（中川ら[10]）より引用）.

```
ファンギゾン® シロップ100mg/mL　4mL
分4　毎食後，就寝前服用（1回に1mLを口にできるだけ長く含んだ後，嚥下する）　6日分
フロリード ゲル経口用2％　10g（1日2本）
分4　毎食後，就寝前服用（口腔内にできるだけ長く含んだ後，嚥下する）　3日分
イトリゾール® 内用液1％　20mL
分1　朝食1時間前服用　3日分
```

図4-30　抗真菌薬の処方例.

表4-4　ミコナゾールの併用禁忌

| 一般名 | 販売名 | 効　能 |
|---|---|---|
| ワルファリンカリウム | ワーファリン錠　など | 血栓塞栓症 |
| ピモジド | オーラップ | 統合失調症 |
| キニギン | 硫酸キニジン | 心疾患 |
| トリアゾラム | ハルシオン　など | 不眠症 |
| シンバスタチン | リポバス　など | 高脂血症 |
| アゼルニジピン | カルブロック<br>レザルタス配合錠 | 高血圧症 |
| ニソルジピン | バイミカート　など | 高血圧症，狭心症 |
| エルゴタミン酒石酸塩 | クリアミン配合錠　など | 片頭痛 |
| ジヒドロエルゴタミンメシル酸塩 | ジヒデルゴット　など | 片頭痛 |
| リバーロキサバン | イグザレイト | 血栓塞栓症 |
| アスナプレビル | スンベプラカプセル　など | C型肝炎 |

### 3）口腔カンジダ症の治療

　口腔カンジダ症は，抗真菌薬で対処する．内服薬を口の中に含み口腔内に薬剤を行き渡らせたのち嚥下する方法を含嗽法（がんかん）という．嚥下せずに吐き出す含嗽法とは異なる用法である．アムホテリシンB（ファンギゾン® シロップ）やミコナゾールゲル（フロリードゲル）は含嗽法が本来の使用法である（**図4-30**）．イトラコナゾール（イトリゾール® 内用液）やミコナゾールなどのアゾール系抗真菌薬は，併用禁忌が多い（**表4-4**）．このような薬剤を常用している患者には，アムホテリシンB（ファンギゾン® シロップ）を用いる（**図4-30**）．

## 3．味覚障害

### 1）味覚異常の種類と味覚障害の原因

　患者が訴える味がおかしいという自覚症状を味覚異常という（**表4-5**）[12]．味覚は，食物が水溶液になり，味細胞で感知する．味細胞の受容体が受け取った刺激は，神経伝達物質を介して神経を刺激し，脳に情報を伝える．このどこかに異常があると味覚障害が生じる（**表4-6**）．

表4-5　味覚異常の種類

| 無味覚・味覚脱失・味覚消失 | 味覚の消失 |
| --- | --- |
| 味覚減退 | 味覚の低下 |
| 解離性味覚障害 | ある特定の味質の味覚の低下もしくは消失 |
| 異味症，錯味症 | 本来の味と異なった味を感じる |
| 自発性異常味覚 | 口の中に何も入っていないのに味がする |
| 味覚過敏 | 味覚の閾値が低下し，味覚を強く感じること |

表4-6　味覚障害の原因

| 発生機序 | 原因的事項 |
| --- | --- |
| 味物質の到達障害 | 口腔乾燥症 |
| 味細胞への外的障害 | 炎症（舌炎，口腔カンジダ症など） |
| 味細胞への内的障害 | 亜鉛など微量元素の欠乏 |
| 味覚伝導路障害 | 顔面神経麻痺，手術後遺，脳腫瘍　など |
| 食物の味に関連する他の感覚の障害 | 嗅覚障害　など |
| 心因性 | うつ，不安障害　など |

（冨田[12]より引用改変）

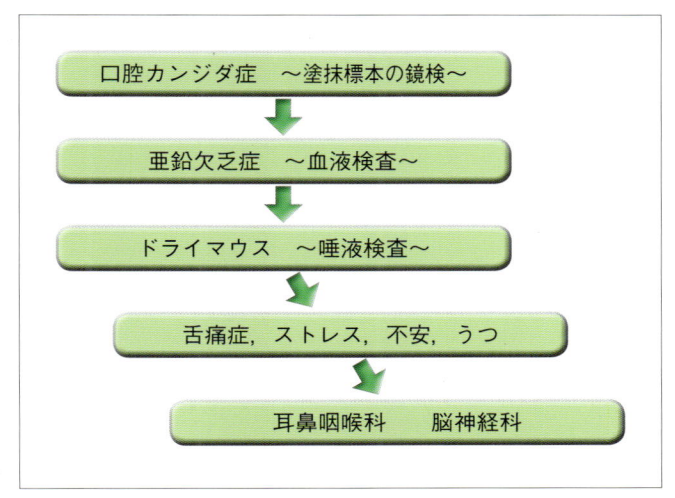

図4-31　味覚異常の診断と対処.

　口腔に原因がある味覚障害は歯科で対処する．唾液減少で味物質が水溶性になりにくいこと，唾液の潤滑作用低下のために口腔粘膜が摩耗し味細胞が損傷しやすいこと，口腔カンジダ症で味細胞が損傷すること，これらが主な原因である．

### 2）味覚障害への対処

　味覚異常に対しては，口腔カンジダ症，亜鉛欠乏症，唾液腺機能障害，舌痛症を疑い，除外診断を行う．口腔に原因がない場合は，耳鼻咽喉科や脳神経科など専門施設に診断と治療を依頼する（**図4-31**）．

　カンジダ性味覚障害は，自発性異常味覚が多い[13]．特に，何も口の中に入っていないのに苦味を感じる，という自発性異常味覚が多い．カンジダ性味覚障害は，肉眼的に口腔カンジダ症の特徴的な他覚所見がない場合に発症することも少なくない．この場合は，検査を行わずに *Candida* が原因だと診断することが困難である．病変部からの塗抹鏡検によって菌糸を確認することはカンジダ関連病変の診断に有用なため，味覚障害の原因診断においても鏡検は有用である（**図4-26**）．

**参考文献**

1） 中川洋一：口腔乾燥に関する用語の定義. 歯薬療法, 35：28-34, 2016.
2） 中川洋一：チェアサイド・介護で役立つ口腔粘膜疾患アトラス—どこで見わけて, どう対応?. クインテッセンス出版, 東京, 2006.
3） Wolff A, Ofer S, Raviv M, Helft M, Cardash HS：The flow rate of whole and submandibular/sublingual gland saliva in patients receiving replacement complete dentures. J Oral Rehabil, 31：340-343, 2004.
4） 市川陽一, 柏崎禎夫, 原　まさ子, 近藤啓文, 鳥飼勝隆, 菅井　進, 宮脇昌二：シェーグレン症候群患者の口腔乾燥症状に対するSNI-2011の長期投与試験. 診療と新薬, 38：369-391, 2001.
5） 岩渕博史, 岩渕絵美, 内山公男, 藤林孝司：ピロカルピン塩酸塩の副作用軽減法に関する研究—少量多分割投与療法による多汗軽減の可能性. 日本口腔粘膜学会雑誌, 16：17-23, 2010.
6） Yamamoto K, Nagashima H, Yamachika S, Hoshiba D, Yamaguchi K, Yamada H, Saito I, Nakagawa Y：The application of a night guard for sleep-related xerostomia. Oral Surg Oral Med Oral Pathol Oral Radiol Endod, 106：e11-14, 2008.
7） Ellepola AN, Samaranayake LP：Oral candidal infections and antimycotics. Crit Rev Oral Biol Med, 11：172-198, 2000.
8） Scully C：Oral and maxillofacial medicine. 252-268, Elsevier, London, 2004.
9） 深在性真菌症のガイドライン作成委員会：深在性真菌症の診断・治療ガイドライン2007. 共和企画, 東京, 2007.
10） 中川洋一, 上川善昭, 岩渕博史：臨床・介護ですぐ対応　知っておきたい！　口腔カンジダ症. 永末書店, 京都, 2013.
11） Okamoto MR, Kamoi M, Yamachika S, Tsurumoto A, Imamura T, Yamamoto K, Kadomatsu S, Saito I, Maeda N, Nakagawa Y：Efficacy of Fungiflora Y staining for the diagnosis of oral erythematous candidiasis. Gerogontology, 30(3)：220-225, 2013.
12） 冨田　寛：味覚障害の全貌. 診断と治療社, 東京, 2011.
13） 山崎　裕, 佐藤　淳, 大内　学, 秦　浩信, 北森正吾, 小野寺麻記子, 浅香卓哉, 佐藤健彦, 北川善政：カンジダ性味覚異常の臨床的検討. 日口外誌, 57：493-500, 2011.

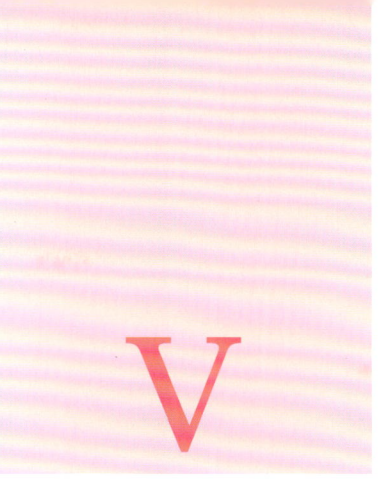

# V

# 高齢者のドライマウスへの対応
## —QOLの向上へ向けてどのように
## サポートするか—

阪井丘芳

## 高齢者のドライマウスによるQOLの低下

超高齢社会を迎えた日本ではドライマウス（口腔乾燥症）の患者に直面することが多くなった．なぜ唾液は減少するのだろうか？　単なる年齢（とし）のせいなのか？シェーグレン症候群（Sjögren Syndrome）や頭頸部がんの放射線治療後に唾液が出にくくなるが，そうした患者以上に薬の副作用やストレスが原因である場合が多いことが知られている．

口は食べる，話す機能を果たすだけでなく，感情や個性を表現するためにも重要な器官である．また唾液は，口だけでなく身体の機能維持にとっても重要な働きをしている．ドライマウスは，単に口が乾いて辛いというだけではなく，身体にさまざまな障害をもたらすことも明らかになってきている．高齢者にはそれぞれ特有の問題があり注意が必要であるため，日頃の診療に役立つようにできるだけわかりやすく整理した．本稿が高齢者医療に少しでも役立てれば幸いである．

## 高齢者のドライマウスと口腔環境

唾液が減少することにより口が乾くが，う蝕や歯周病になりやすくなるだけでなく，パンやクッキーなどの乾いた食品を食べにくい，味がおかしい，飲み込むのが辛いといった症状が出現する場合もある．また，口腔内環境の変化が起こり，風邪を引きやすく，肺炎を発症しやすくなる．口腔内には多くの微生物が存在し集団を形成していて，以前から棲み着いている微生物は外から新しく入ってくる細菌が定着することを嫌うため，新たな感染を防ぐことになる．しかしながら，唾液が減少し口腔内環境が変わってしまうと，微生物のバランスが崩れ，口腔内での防御作用が損なわれてしまうことになる．高齢者で免疫機能，体力が落ちているときにドライマウスになると，感染を防御することができずに有害な細菌が繁殖して，全身的なダメージを受けやすくなるので要注意である．

## 高齢者のドライマウスの原因は？

それでは，具体的にどのようなときに口が乾くのだろうか？　高齢者は次のようにさまざまな原因が重なって口が乾くことが知られている．

### 1．薬の副作用

高齢者の場合，多種類の薬剤を服用する患者が多い．多剤服用に伴い薬剤の副作用が出現しやすくなる．睡眠薬，精神安定剤（抗不安薬），抗うつ剤（SSRI），抗アレルギー剤（抗ヒスタミン剤等），風邪薬（消炎酵素剤等），花粉症に対する薬などはドライマウスを引き起こす．胃酸を抑える胃薬（$H_2$ブロッカーやプロトンポンプ阻害

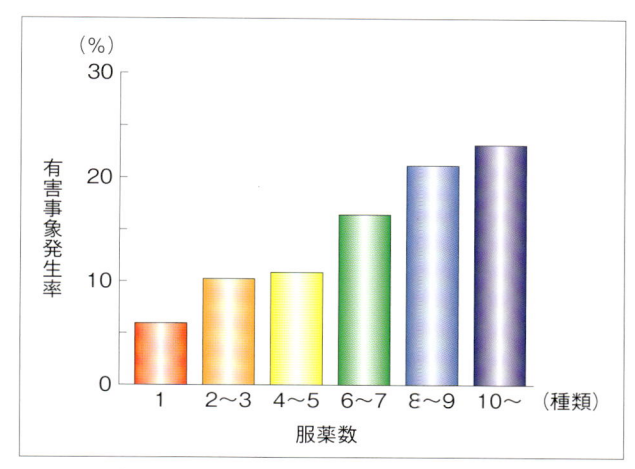

**図5-1**　高齢者の服薬数と薬物有害事象出現頻度.
有害作用の頻度は服薬数に比例して増加するが，特に6剤
以上では15%を超える.

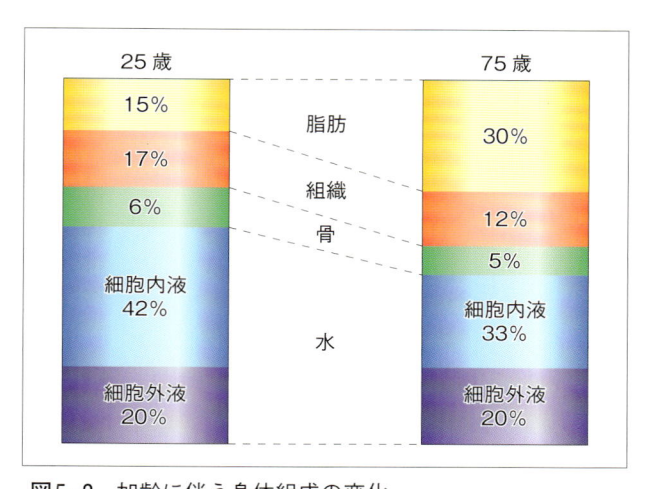

**図5-2**　加齢に伴う身体組成の変化.
加齢に伴い，筋肉組織量，骨量の減少を認めるが，脂肪組
織の増加を認める．臓器の代謝機能も低下するため，薬物
の投与量も増やしすぎないようにするべきである.

剤）や，夜間の頻尿を抑えるための抗コリン薬も同様である．降圧剤や不整脈に対する薬，骨粗鬆症に対する薬，抗がん剤や免疫抑制剤にもドライマウスを引き起こすものがある．さらに，酒類，麻薬や覚醒剤もドライマウスを引き起こす.

　文献の調査によると，5種類以上の薬剤を内服する場合の副作用出現率は，4種類以下の場合に比較して，著しく上昇することが知られている（**図5-1**）．高齢者は身体組成が変化するため，全身の筋肉量が減少し体脂肪率が高まることにより，実際の体重よりも薬剤の適応量が低下し，臓器の老化に伴い代謝速度が低下し，薬剤の作用や副作用が長時間継続してしまうことが知られている（**図5-2**）.

## 2．ストレス

　人はストレスを感じると口腔や咽頭に乾きを覚える．大勢の前で話をする場合に，手元に飲料水が用意されるのもそのためである．唾液を分泌する臓器である唾液腺は「自律神経」によって支配されている．緊張して交感神経が優位になると，漿液性唾液の分泌を抑制し，粘液性唾液を少しだけ分泌する．緊張すると口腔内が粘つくのはそのためである．高齢者の一人暮らしでうつ傾向になることも，唾液分泌を低下させる原因になる．一人暮らしによる孤独感，ストレス，運動不足による血流低下からもドライマウスが生じやすくなる.

## 3．筋力低下と老化

　サルコペニア（筋肉量の減少）は筋力が低下することであり，30歳ごろから始まり，生涯を通じて進行する．唾液腺は筋肉に囲まれていて，機械的な刺激によっても

唾液が分泌されるため，筋力低下は唾液分泌の減少につながる．老化に伴い唾液腺が萎縮し脂肪組織に変成することも知られている．しかしながら，80歳ぐらいまでは老化よりもむしろ筋力低下が原因だと思われる．しっかり咀嚼をするなどして，筋肉量の減少を少しでも予防できれば，高齢者でも十分に唾液が分泌すると思われる．

　日本口腔内科学会（旧・日本口腔粘膜学会）の分類では80歳以上は加齢性のドライマウスと診断されるが，それぞれ個人差があると思われる．また，加齢により筋力低下した舌が重力で下降し，舌が気道を閉塞すると睡眠時無呼吸が出現しやすくなる．無呼吸・低呼吸から口呼吸が進むと，さらにドライマウスが生じやすくなる．

## 高齢者のドライマウスへの対応法

### 1．薬を変える

　そもそも必要があって薬を服用しているため，重度のドライマウスであっても，服用を中止するわけにはいかない．そこで，処方箋を出している主治医と相談することになる．薬の量を減らせないか，ドライマウスの症状の出現しにくい薬に変更できないかを検討してもらう．高齢者の場合，過剰な服用をしている場合もよくみられる．不必要に飲んでいないかを確認することが大切である．どうしても内服せざるを得ない循環器疾患，脳血管障害に対する薬剤に関しては，変更や減量が困難な場合が多い．その場合は唾液腺を刺激するなどの対症療法が重要となる．

### 2．保湿剤を使う

　原因にかかわらず，ドライマウスに対しては，保湿剤の使用を勧めている．一般的には，患者さんの症状に応じて，保湿剤を配合した洗口液，ジェル，スプレー，人工唾液などを試してもらう．最近では，ヒアルロン酸などの保水力のあるムコ多糖が含まれるものが多く発売されるようになった．保湿作用があれば，いずれのメーカーの製品でも構わない．これらの作用に過度に期待するのではなく，マッサージのための潤滑油として用いる．

### 3．唾液腺を刺激する

　加齢や薬物の副作用に伴い，安静時唾液の分泌が低下する．唾液腺に障害がない場合でも，加齢や薬物の副作用に口呼吸やストレスが重なると，重度のドライマウスになるケースがある．日頃から唾液腺を刺激し，唾液分泌を誘導することにより，口腔内環境を維持することが口腔機能の維持とQOLの向上に重要である．

## 唾液腺の解剖の復習

　唾液腺には，耳下腺，顎下腺，舌下腺という大唾液腺と，口腔内の粘膜下に多数の

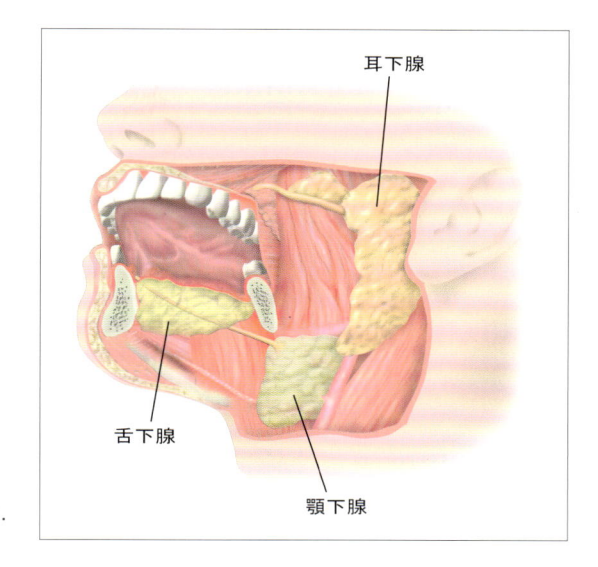

図5-3　大唾液腺（耳下腺，舌下腺，顎下腺）.

小唾液腺が存在する（**図3**）．唾液は血液由来であり，細胞内に情報が伝わると腺上皮細胞から分泌される．腺房と呼ばれるブドウの房のような形をした部分で集められ，導管を通って分泌される．腎臓で濾過した老廃物である尿を蓄える膀胱とは異なり，唾液は常に少しずつ口腔内に分泌されており，一定期間臓器内に蓄えることができない.

　最大の唾液腺である耳下腺は漿液腺であり，いわゆるサラサラとした唾液を分泌する．上顎第二大臼歯付近の頬粘膜にある耳下腺乳頭に開口部がある．顎下腺は，漿液腺と粘液腺の混合腺で，比較的粘度のある唾液を分泌する．この粘性のタンパク質にはムチンやアミラーゼが含まれる．ワルトン管を通して，舌下小丘部にある開口部から唾液を分泌している．舌下腺も顎下腺と同様，漿液腺と粘液腺の混合腺で，口底部の粘膜下で顎舌骨筋の上に存在する．舌下小丘部にある開口部と口底部にある舌下ヒダから唾液を分泌している．小唾液腺は口腔内に広く分布し，それぞれの腺上の粘膜から唾液を分泌する．大唾液腺も小唾液腺も，その基本的な構造は同様であり，多数の小さな導管と腺房からなる枝分かれ構造となっている.

## 口腔粘膜・唾液腺のマッサージの実際

### ステップ1（所要時間：約2分間）

　患者本人の手指を用いるため，用意するものは保湿ジェルだけである．口腔粘膜は繊細であるため傷つけないように，爪の処理や手洗いを行ってから始めるように指導する．リウマチ患者のように手先が思うように動かない場合は，スポンジブラシや毛先の柔らかい歯ブラシを用いるようにする（**図5-4**）.

　① 　うがいなどをして，十分に口の中を湿らせる.

　② 　保湿ジェルを人差し指あるいは中指の先に少し取る（1〜2 cm 程度）.

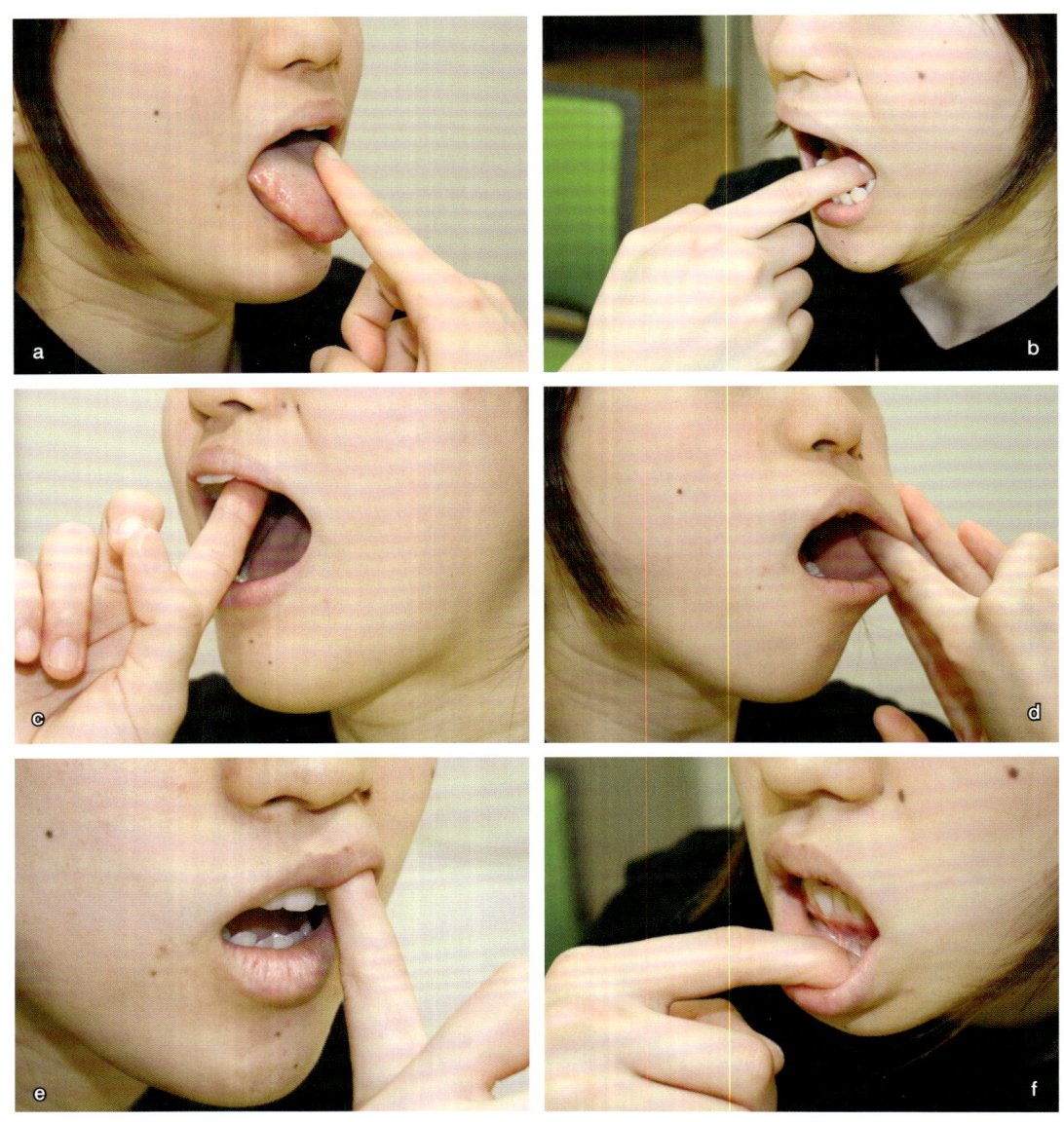

図5-4　口腔粘膜・唾液腺マッサージの実際.
保湿ジェルを用いて，口腔粘膜，特に，大唾液腺・小唾液腺に関与する領域を中心にマッサージする．刺激に伴う唾液を分泌させ，口腔環境の改善と維持を図る.

③　舌の表面，舌背をゆっくりとマッサージする（図5-4-a）.

④　舌の奥，付け根のところにも小唾液腺があるので，刺激するつもりでマッサージする（図5-4-b）．嘔吐反射が強い場合は，無理をしない程度の強さでマッサージする．1回に5〜10秒ぐらいかけて，2〜3回繰り返すこと.

⑤　口蓋部には，口蓋腺という小唾液腺がある．口蓋部もゆっくりとマッサージする（図5-4-c）．口蓋も，1回に5〜10秒ぐらいかけて，2〜3回繰り返すこと.

⑥　舌の下には，舌下腺があり，舌下小丘と，舌下ヒダという唾液腺の開口部がある．この付近を丁寧にマッサージする．舌と口蓋が接触して，ピタッとひっつく

　感じからドライマウスを感じることが多いため，これらの刺激で軽減される方も多い．

### ステップ2（所要時間：約2分間）

　頬粘膜には，耳下腺乳頭部という唾液腺開口部や，頬腺などの小唾液腺がある．左手で頬部から耳下腺を押すようにして，右手で頬粘膜をマッサージする（**図5-4-d**）．反対側も同じようにマッサージする．耳下腺からは漿液性のサラサラとした唾液が出るので，丁寧に刺激することが大切である．1回に5〜10秒ぐらいかけて，2〜3回繰り返す．

### ステップ3（所要時間：約1分間）

　上下口唇の口輪筋と粘膜の間に口唇腺があるので，小唾液線を1つずつ刺激するつもりで，口腔前庭に指を入れてゆっくりとマッサージする（**図5-4-e・f**）．乾燥で唇が接着してしまう場合には効果的である．

　食後や就寝前にうがいをし，口を潤してからこのマッサージをするように推奨している．障害の程度にもよるが，このようにマッサージを続けると，唾液分泌を自覚するようになる．乾燥した口腔粘膜に直接的に保湿ジェルを塗るのは，ジェルが唾液中の水分を吸い，かえって逆効果になることがあるので，まず水でうがいをして潤った状態にしてからマッサージを行うことが有効である．

　唾液腺の障害によるドライマウスに対しては，唾液腺組織を根本的に回復するような治療法は開発されていないのが現状である．唾液腺・口腔粘膜マッサージは，大阪大学歯学部附属病院のドライマウス外来で生まれた方法である．直接唾液腺の刺激を続けると，重度のドライマウスの方であっても，唾液分泌を再開し，自覚症状が軽減する症例が多く見受けられる．詳細な方法に関しては拙著『ドライマウス―今日から改善・お口のかわき―』[1]を参照されたい．

## 介護としてのドライマウス対策

### 1．口から食べることができる要介護者に対して

　口から食べていると，口腔粘膜や唾液腺に対する刺激が加わるため，唾液分泌は比較的良好であるが，口腔ケアを怠ると，う蝕や歯周病だけでなく，気管支炎，肺炎の原因となる．薬剤の副作用や筋力低下から，食事時間以外ではドライマウスが進行しやすいところは高齢者全般と同様である．食べたら磨くという習慣を忘れずに，介護者にも心がけていただきたいところである．

### 2．胃瘻や点滴から栄養摂取している要介護者に対して

　口から食べなくなると口の中は汚れにくいと誤解されやすいが，実際は，刺激時唾液の分泌も減少するため，ドライマウスが進みやすくなる．乾燥に伴い，剝離上皮や乾燥した痰が口蓋から咽頭部にかけて固まり，場合によっては，窒息を起こしかねないほどの汚れが蓄積することもある．ドライマウスは気管支炎や肺炎の原因となりやすく，口腔ケアが重要視されている．

## 高齢者のドライマウスに歯科医が取り組む意義

　長く生きる今の時代，食事や運動，ライフスタイルを自ら見直し，健康管理することで，健康寿命（病気でなく生きられる年月）を伸ばしたいものである．昔から日本人は健康的な生活を送ってきたはずだが，若者を中心に不健康な食生活，運動不足，夜型の生活などが氾濫しているのも事実である．

　近年，日本の医療も予防医学を重視する考え方に変わりつつある．ドライマウスに関しても，初期の段階では治療しやすいことがわかっている．自ら症状を感じたら，辛さの解消とともに，病気を進行させないための対策が必要である．口の衰えとは，単に歯を喪失することだけでなく，唾液の分泌量の減少や，嚥下力，粘膜の菲薄化など目には見えないさまざまな変化のことを示す．これらの変化は個人差があり，また食物の摂取や会話などの日常生活に支障をきたすようになると，全身の衰えも促進されることになる．唾液の中には生命の恒常性を維持するための多種多様なホルモン様物質が含まれている．すなわち，唾液の分泌量を増やすことは，病気を予防する方法の1つといえる．

　このように，ドライマウスへの早期対応は，高齢者の全身的な病気の予防にも密接につながり，われわれ歯科医が取り組むべき重要な診療領域となってきている．

**文献・資料**

1）阪井丘芳：ドライマウス─今日から改善・お口のかわき．医歯薬出版，東京，2010．
2）ドライマウス診断・治療マニュアル（Dry Mouth Society in Japan）．http://www.drymouth-society.com/
3）斎藤一郎：ドライマウス．日本評論社，東京，2003．
4）相磯貞和 訳：ネッター解剖学図譜．丸善，東京，2001．
5）日本抗加齢医学会専門医・指導士認定委員会 編：アンチエイジング医学の基礎と臨床．メジカルビュー社，東京，2004．
6）安細敏弘，柿木保明 編：口腔乾燥症の臨床─この主訴にこのアプローチ．医歯薬出版，東京，2008．
7）阪井丘芳 監修，奥野健太郎 編：歯科医師の歯科医師による歯科医師のための睡眠時無呼吸症候群の口腔内装置治療．医歯薬出版，東京，2014．
8）前田芳信，阪井丘芳 監修：開業医のための摂食・嚥下機能改善と装置の作り方超入門．クインテッセンス出版，東京，2013．
9）秋下雅弘，大内尉義（編集企画）：高齢者の薬物療法のエビデンスと注意点．レジデント，2(12)，2009．

# 索引

<HYORON ブックレット>

◆「HYORON ブックレット」は，月刊『日本歯科評論』誌上でご好評をいただき，バックナンバーとしても多くのご要望があった特集などを，雑誌掲載後の情報も適宜追加し，ワンテーマの書籍として読みやすく再編するシリーズです．

◆本書は，2015年3月号掲載「特集：超高齢社会におけるドライマウスへの対応」（著／斎藤一郎，中村誠司，豊福　明，中川洋一，阪井丘芳）を再編しました．

HYORON ブックレット

# 超高齢社会における**ドライマウスへの対応**
いま，ドライマウスにどう取り組むべきか

2017年4月11日　第1版第1刷発行　　　　　　　<検印省略>

編著者　斎　藤　一　郎

発行者　髙　津　征　男

発行所　株式会社 **ヒョーロン**・パブリッシャーズ

〒101-0048　東京都千代田区神田司町 2-8-3　第25中央ビル

TEL 03-3252-9261 〜 4　振替 00140-9-194974

URL：http://www.hyoron.co.jp　E-mail：edit@hyoron.co.jp

印刷・製本：錦明印刷

©SAITO Ichiro et al, 2017 Printed in Japan
ISBN978−4−86432−035−1　C3047
落丁・乱丁本は書店または本社にてお取り替えいたします．

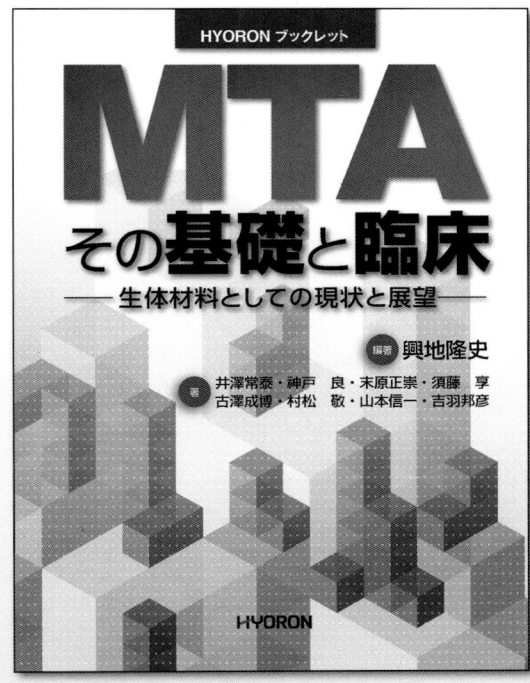

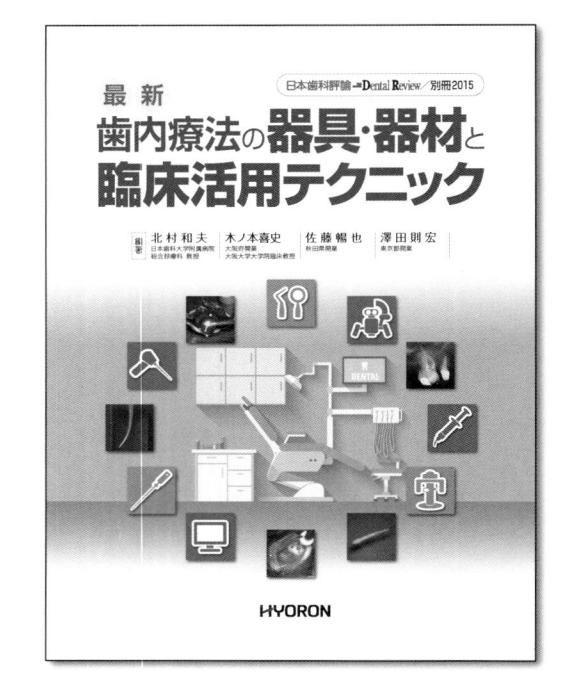
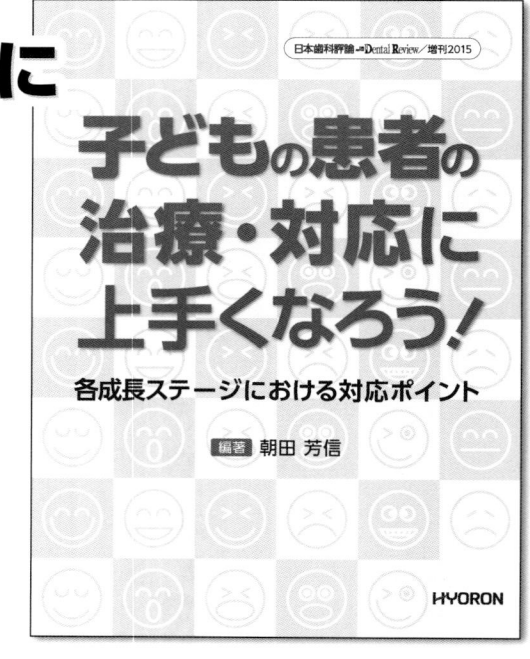